BRUNO GARCIA

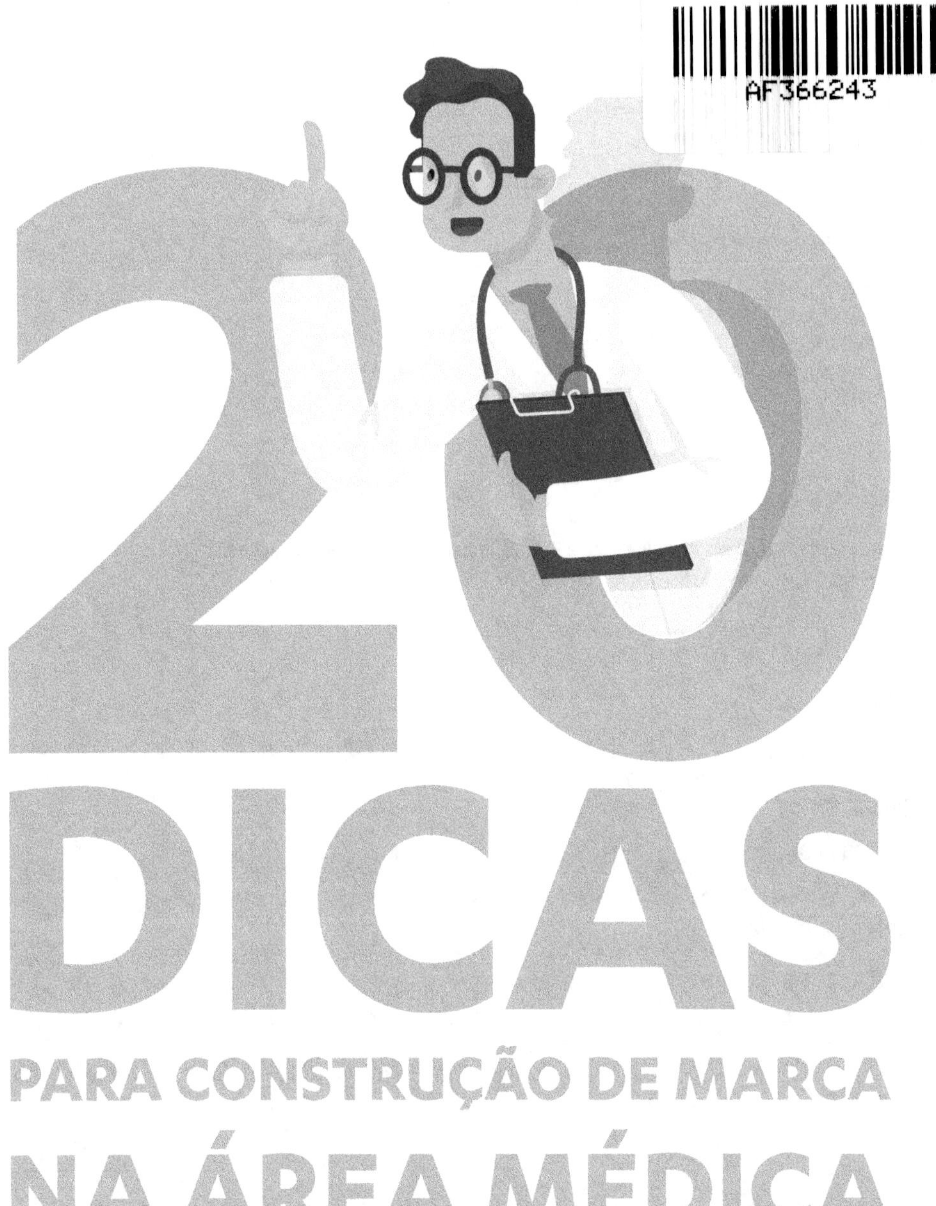

20 DICAS
PARA CONSTRUÇÃO DE MARCA NA ÁREA MÉDICA

DOC
CONTENT

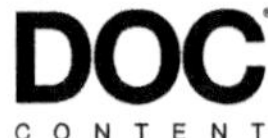

SP Av. Santa Catarina, 1.521 - Sala 308 - Vila Mascote - SP - (11) 2539-8878
RJ Estrada do Bananal, 56 - Jacarepaguá - Rio de Janeiro - RJ - (21) 2425-8878
USA 4929 Corto Drive - Orlando - FL - 32837 - 1 (321) 746-4046

www.universodoc.com.br | atendimento@doccontent.com.br

CEO
Renato Gregório
Gerente geral
Sâmya Nascimento
Gerente editorial
Thaís Novais (MTB: 35.650/RJ)
Gerente de conteúdo
Marcello Manes
Coordenador médico
Guilherme Sargentelli (CRM: 541480-RJ)
Coordenadora de Pró-DOC
Alice Selles
Revisor
Bruno Aires
Designer gráfico
Douglas Almeida
Gerentes de relacionamento
Fabiana Costa, Karina Maganhini, Michele Baldin, Selma Brandespim e Thiago Garcia
Assistentes comerciais
Heryka Nascimento e Jessica Oliveira
Produção gráfica
Andrezza Vieira e Patrício Bezerra
Propostas
Thaynan Rodrigues

Garcia, Bruno
20 dicas para construção de marca na área médica
Rio de Janeiro: DOC Content, 2019. 1ª edição
ISBN 978-85-8400-117-0
Garcia, Bruno

SUMÁRIO

PARTE III: CONCLUSÃO   128

APRESENTAÇÃO & AGRADECIMENTOS

Este livro é fruto de algumas coincidências interessantes ocorridas ao longo da minha vida. Primeiro, pelo fato de ser filho de médico (e o mais velho, ainda por cima), sempre fui indagado sobre por que não seguir a carreira do meu pai. Ao optar pela área da Comunicação e depois migrar para o Marketing e para a Administração, meu caminho profissional parecia estar cada vez mais distante do universo da Saúde.

Porém, em 2009, consegui uma vaga na redação da recém-nascida Editora DOC (hoje DOC Content) e, lá, pude aliar os meus estudos em Administração de Marketing com todo o conteúdo sobre Gestão e Carreira Médica. Logo, surgiu a oportunidade de ocupar a posição de coordenador da editoria de Gestão e Carreira Médica, sendo o principal responsável pelos novos conteúdos, bem como pelo recrutamento de autores e pesquisadores sobre o tema. Conheci de perto (e li!) os principais nomes da área no Brasil.

A partir disso, aprofundei meus estudos no campo dos serviços e em tudo relacionado à Administração de Marketing aplicada a negócios em Saúde. Parti para outros desafios, mas nunca mais me afastei por completo da área médica: uma palestra aqui, um artigo acolá, enquanto minha pesquisa de mestrado buscava respostas para o impacto da gestão de marcas na área da Saúde.

Hoje, completando dez anos do meu primeiro contato com o tema, dou mais esta pequena contribuição, no formato deste livro. Tentei fazer dele um trabalho extremamente prático e direto, que tenta ampliar o conhecimento sobre construção de marca na área médica e, ao mesmo tempo, se propõe a ser um guia "passo a passo" sobre as principais indagações e desafios que os profissionais terão em seu dia a dia.

No final das contas, estou atuando na área médica (como meu pai desejava – mesmo sem ser um médico) e colaborando com o crescimento do setor e de seus profissionais. Portanto, meu primeiro agradecimento vai para o meu pai, Evandro, por ser um exemplo em todos os sentidos, e por me apoiar em todas as etapas da minha vida. Agradecimento extensível, como não poderia deixar de ser, a minha amada mãe, Doroty, essa pessoa incrível e iluminada, que dedicou sua vida e energia a educar e dar carinho a dois filhos (missão que desempenhou com maestria!). Também às minhas avós, Nilza e Antonieta, e aos meus avôs (*in memoriam*), Ivaldo e Marcelo.

À minha esposa, Daniele, e ao meu filho, Arthur, um agradecimento especial por serem o contrapeso que me impede de enlouquecer com a corrida rotina, ao mesmo tempo em que servem de combustível e motivação para o desenvolvimento de novos projetos e desafios: sem vocês, nada disso teria sentido.

No campo profissional, este livro não seria possível se não tivesse conhecido algumas pessoas excepcionais, entre elas Renato Gregório, fundador da DOC e um dos primeiros a desbravar no Brasil o tema Gestão na Área Médica, com seu livro *Marketing médico – criando valor para o paciente*. Meu eterno agradecimento por compartilhar conhecimento e acreditar no meu potencial.

Atuando na DOC, conheci Alice Selles, outra fera no tema, exemplo de profissional e grande incentivadora do meu trabalho. Além de parceiros, fiz amigos, como Ítala Carneiro e Gilberto Lira, da Nova Geração Seguros Médicos, que sempre me motivaram a escrever e passar para o papel o que discutíamos nos trabalhos de *coaching* e de consultoria. Não poderia deixar de citar também Valério Balthar e Flaviane Farias, da NeoVita, que de eventuais clientes e potenciais parceiros, se tornaram amigos (foram eles, inclusive, que sugeriram que eu escrevesse este livro no formato de dicas práticas e não com um texto tão denso e teórico, como era meu projeto original). Se hoje você está lendo um livro chamado *20 dicas para construção de marca na área médica*, devemos isso a eles.

Por fim, mas não menos importante, um agradecimento especial ao professor Eduardo Halpern, meu orientador no mestrado e uma das maiores autoridades em Marketing de Serviços na academia brasileira. E ao amigo Cláudio Martins, jornalista especializado na área Digital, que me auxiliou de forma inestimável na digitação e na organização das ideias desta obra. O meu obrigado a todos vocês!

PREFÁCIO

POR ALICE SELLES

Especialista em Marketing Médico e
Diretora da Selles Comunicação

P refácio do livro do Bruno Garcia. Sim, foi exatamente isso que eu quis escrever. Não foi um erro de edição ou falha de revisão, não.

Este é o livro do Bruno Garcia. Afinal, ele traz até nós uma obra objetiva, focada e leve de ler sobre esse tema tão relevante: a construção de marca na carreira médica.

Começo já gostando da escolha das palavras de seu título: dicas sugerem o *know-how* que Bruno Garcia tem sobre o tema, mas já nos diz que isso será passado de forma despretensiosa, como quem conversa e sugere. Construção nos dá a dimensão exata do que é uma marca: nada que se compre empacotado e comece a usar. Ter uma boa (e sólida) marca dá trabalho. Requer, também, um empenho profissional (afinal, como prescindir do engenheiro em sua obra?) e a gestão carinhosa que só o dono do empreendimento pode oferecer.

Bruno Garcia apresenta o tema, direcionando sua aplicação ao universo dos médicos com bastante propriedade. Afinal, boa parte de sua carreira foi alicerçada junto a esses profissionais.

Dá prazer apreciar sua construção sobre o tema! Dica após dica, ele vai desmistificando – sem banalizar – o *branding*, as marcas em serviços de saúde, sua adaptação para carreiras médicas e para clínicas, trazendo o que é essencial pensar sobre aquilo que vale ouro na construção da marca forte: o relacionamento com o paciente.

Bem, no início deste texto, dei a esse prefácio o nome de "Prefácio do Livro do Bruno Garcia", e não vejo melhor título para ele. Bruno Garcia, na escolha do tema, na abordagem que traz e na construção do texto, nos mostra claramente sua marca como autor e profissional.

Boa leitura!

INTRODUÇÃO

POR BRUNO GARCIA

Os médicos possuem muitos desafios na atualidade: competição acirrada, agenda corrida, pressão dos convênios por mais trabalho e menores ganhos, além da necessidade constante de estarem atualizados e, ainda, manterem sua credibilidade em alta o suficiente para conquistar uma boa clientela. Não bastasse isso, esse profissional ainda precisa dedicar tempo e energia diante do paciente, muitas vezes o convencendo de que aquilo que ele leu no Google, nos inúmeros blogs e sites, ou o que ele assistiu em algum canal do YouTube ou mesmo na TV, não condiz exatamente com a realidade.

Se você, amigo leitor, é um profissional da Saúde, provavelmente sua rotina está bem próxima do que foi descrito, não é verdade? Diante de um dia a dia tão agitado e com preocupações nada triviais, ainda vem um profissional e pesquisador da área de Marketing dizendo que agora também é preciso construir uma marca sólida. Então, além de tudo o que um médico já estudou até agora, será preciso adicionar mais um item a essa lista de competências a desenvolver: *branding* (ou gestão de marca).

Talvez isso cause certa estranheza. Afinal, falar de marcas parece algo bem distante do universo da Saúde. *Branding*, então, costuma ser um ilustre desconhecido. É muito mais fácil encontrar alguma coisa a esse respeito quando migramos para outros segmentos, como o de bens de consumo, o setor varejista, a indústria da tecnologia ou da moda. Em todos esses setores, é bem mais comum que se fale sobre marcas. E isso ainda é pouco.

Para muitos estudiosos sobre o tema, as marcas são objetos de constante e minuciosa análise, além de serem desenhadas por equipes de especialistas em conjunto com agências de comunicação, consultores em *branding* e empresas de auditoria. Então, para esses setores, *branding* é algo muito sério. As decisões tomadas dentro da estratégia de uma marca podem significar milhões ou bilhões (dependendo do porte da empresa) a mais de receita, mas podem também gerar arranhões permanentes, repúdio do consumidor e estragos nas vendas e na reputação de um produto ou de uma organização.

De qualquer forma, para um médico que possui seu consultório ou clínica, esse parece ser um campo descolado da sua realidade prática. Seus afazeres e desafios do cotidiano parecem bem mais operacionais: são os famosos "leões" que precisam ser abatidos diariamente para que sua jornada de trabalho valha a pena no final do mês. Então, é bem provável que este livro represente um primeiro contato entre aqueles que atuam na área médica e o *branding*.

Essa constatação, certamente, é seguida por uma dose de ceticismo: por que os profissionais médicos ou gestores na área médica deveriam se preocupar com construção e gestão de marcas? O mundo das marcas parece algo distante porque o senso comum o associa a negócios de grande porte ou a aqueles que assumidamente buscam a venda. Ou, ainda, o associam diretamente a um universo no qual o consumo é movido por desejos mais ligados ao ego do que a necessidades práticas. Vejam bem: o consumo por desejo, algo muito distante da quase totalidade dos serviços em saúde.

A área médica, embora também se enquadre como um negócio no sentido estrito do termo, sempre correu em paralelo a esse universo, pelo entendimento mútuo de que sua atuação é diferenciada e seu objeto de trabalho (a saúde em si) não pode ser tratada como uma mercadoria qualquer (a partir de um ponto de vista puramente econômico). Então, faz sentido que, historicamente, exista pouca ou nenhuma interação entre aqueles que estudam e colocam em prática o *branding* e aqueles que estudam e se especializam em salvar vidas ou prestar qualquer tipo de atendimento em saúde.

Contudo, veremos que esse suposto afastamento é resultado de uma interpretação equivocada do que é uma marca de fato e não de uma incompatibilidade entre a prestação de um serviço de saúde e as teorias e os modelos para construção de marcas valiosas. Tal incompatibilidade não existe, embora muitos ainda acreditem nessa linha de raciocínio.

Este livro ssurge, justamente, para desmistificar e desconstruir a suposta divergência entre o fazer médico e o universo das marcas. De maneira simples, objetiva e direta, mostraremos que os serviços em saúde precisam, sim, como qualquer outro tipo de serviço ou produto, construir e gerenciar uma marca.

A obra também serve para desconstruir a visão tradicional sobre o que é uma marca e suas reais funções dentro do universo empresarial. Como as marcas normalmente são pensadas como resultado de esforços de comunicação, acabam sendo compreendidas como elementos que compõem o repertório discursivo de um negócio, muito mais no sentido de passar uma boa impressão e convencer o consumidor sobre a sua suposta superioridade, do que sob o ponto de vista gerencial, no qual a marca é resultado de uma estratégia bem construída e sólida para gerar valor.

Em outras palavras, enquanto o senso comum a respeito do tema afirma que a marca é consequência dos esforços de comunicação, esta obra defende que a marca é reflexo de esforços gerenciais. Tudo (ou quase tudo) que você já ouviu sobre marca até agora possivelmente está oriundo desse primeiro viés, o que pode gerar resultados distorcidos por um lado, para não dizer até equivocados, em algumas situações específicas.

Sai de cena uma visão tradicional a respeito do espaço de uma marca dentro da estratégia empresarial para um olhar ampliado sobre o tema: de elemento usado apenas como representação e ponto de recordação de uma empresa ou prestador, a marca passa a ser a materialização de um posicionamento e de um complexo conjunto de associações.

A marca, uma vez desenvolvida, servirá de elo entre o serviço prestado e os pacientes que procuram um profissional de qualidade. Se bem-feita, ela servirá de ancoragem e de *link* para uma série de associações positivas, constituindo, assim, boa credibilidade e reputação para o prestador. Para isso, porém, é necessário ter essa visão ampliada sobre o que é uma marca e o seu real papel, algo que vai muito além do conhecimento padrão sobre o tema.

Isso reforça o papel desta obra, que pretende ser um guia prático e, ao mesmo tempo, introdutório a esse rico universo. Apresentaremos os conceitos básicos em relação ao *branding* e ao processo de construção de marcas. De maneira simples, desenvolvemos em cada tópico algum tipo de processo ou fator que, bem amarrado à prestação de serviço do dia a dia, ajudará na construção de uma marca de valor.

Também por essa razão, o livro foi organizado como um conjunto de dicas. Não é o objetivo desta obra analisar a fundo a aplicação das teorias e de metodologias de construção de marca aos serviços em saúde, tampouco discuti-las. Essa tarefa também é importante, mas deixaremos para algum momento em um futuro bem próximo (sim, prometo – e, se você chegou até aqui, possivelmente já deixou o ceticismo de lado e está curioso para saber como o conhecimento contido nas próximas páginas se encaixa no seu dia a dia).

Partindo do pressuposto que faremos uma introdução ao *branding*, mas também mostraremos sua aplicabilidade, as dicas foram estruturadas de maneira a atender aos requisitos iniciais de qualquer estratégia para construção de marca, até chegar a modelos e processos mais complexos (e que são capazes de gerar maior valor). Esse passo a passo é importante para que o profissional da Saúde entenda que pensar na sua marca ou na marca da sua clínica pode ser bem mais acessível do que se imagina. Muitos dos pontos e técnicas apontados no decorrer das próximas páginas talvez já sejam aplicados na sua carreira, mesmo que de forma incipiente e sem todos os cuidados e amarrações necessárias.

Ainda assim, é fundamental que este livro sirva como um guia norteador, orientando sobre pontos que podem estar desguarnecidos na sua operação atual, ao mesmo tempo em que potencializa os melhores resultados nas esferas em que já exista alguma iniciativa para a construção de uma marca sólida. Em alguns momentos, olharemos com um pouco mais de profundidade a teoria, porém, sempre fazendo o *link* com a prática. Não é pretensão destas páginas abordar a fundo as teorias de *branding*, mas certamente se faz necessário, em alguns pontos, ter uma visão mais abstrata sobre o tema, assim permitindo entender mais a fundo alguns conceitos.

Por fim, esta obra se destina a qualquer profissional da Saúde que tenha por meta oferecer mais qualidade e melhores serviços aos seus pacientes. Como já foi dito, não se trata de uma análise aprofundada ou da argumentação sobre novas metodologias possíveis e, sim, da estruturação daquilo que já existe sobre o tema em tópicos aplicáveis ao cotidiano do médico. Tampouco estamos abordando aqui elementos para melhorar a cosmética ou para gerar possíveis efeitos pirotécnicos em relação ao seu trabalho ou ao seu negócio: as marcas de valor realmente geram algum valor. Não existe recurso, seja de comunicação, seja de qualquer outra natureza, que seja capaz de alterar essa equação. Se é para trabalhar com *branding*, precisamos trabalhar direito!

Um último ponto está ligado à organização das dicas. A seleção daquilo que está contido nesta obra em relação a outros tópicos ou dicas que não serão abordadas também parte de um filtro de aplicabilidade: a partir da minha experiência e das pesquisas nesse campo, o livro procura elencar os pontos que são realmente relevantes e aplicáveis ao dia a dia do profissional da Saúde.

Espero que as 20 orientações possam ajudá-lo a construir uma carreira com resultados positivos e com ainda mais sucesso.

Boa leitura!

PARTE I

CONCEITOS BÁSICOS

O QUE É UMA MARCA?

O primeiro ponto a ser abordado, antes de qualquer orientação sobre o que fazer e como fazer, diz respeito ao conceito básico sobre marcas. Você sabe o que é uma marca? No senso comum, marcas são conjuntos de elementos visuais e/ou textuais que representam uma empresa ou algum tipo específico de produto ou serviço. Logo, na raiz das suas funções, está a identificação daquele que fornece ou é responsável pela produção de um item.

Marcas sempre existiram, no sentido amplo do termo, como identificação do responsável por algum tipo de produção ou comércio. Mas elas só começaram a ganhar a conotação comercial que têm hoje a partir dos anos de 1800. Naquela época, produtores/fornecedores que conquistaram alguma notoriedade viram que seus nomes (suas marcas) haviam construído reputação suficiente para gerar preferência entre os consumidores. Não por acaso, nas últimas décadas daquele século, começam a surgir em diversos países as primeiras leis de proteção às marcas: a Inglaterra foi a primeira nação a legislar sobre o tema. Alguns anos depois, seria a vez do Brasil.

Hoje, quando alguém fala sobre marca, é quase impossível não associar diretamente o termo a uma conotação comercial, voltada para o mundo dos negócios e do consumo. Mas também é possível entender marca a partir de uma concepção ampliada (e até mais em consonância com a função real que elas possuem), concepção esta que vai além da representação de algo ou de alguém com o intuito de gerar vendas.

A partir desse ponto de vista, entenderíamos uma marca como um elemento bem mais amplo: um símbolo. Marcas comerciais podem ser algo relativamente recente em nossa sociedade e, principalmente, como objetos de estudos e análises. Símbolos, no entanto, são milenares e, na realidade, fazem parte da sociedade humana desde a nossa origem. Então, antes de indagar sobre o que é uma marca, devemos nos perguntar sobre a definição de um símbolo, que abrange pontos de vista culturais, sociais e antropológicos.

Veja a definição da Wikipédia sobre um símbolo: "O termo símbolo, com origem no grego *symbolon* (σύμβολον), designa um tipo de signo em que o significante (realidade concreta) representa algo abstrato (religiões, nações, quantidades de tempo ou matéria etc.) por força de convenção, semelhança ou contiguidade semântica (como no caso da cruz que representa o Cristianismo, porque ela é uma parte do todo, que é imagem do Cristo morto). Sendo um signo, 'símbolo' é sempre algo que representa outra coisa (para alguém)" (Wikipédia, verbete *Símbolo*, acessado em 20 de dezembro de 2016).

Um símbolo é uma construção e, ao mesmo tempo, uma convenção entre as partes de um mesmo grupo ou sociedade, no sentido de agregar significados, valores, narrativas e características, comungadas por todos os integrantes desse grupo ou sociedade. Desde os primórdios, a sociedade humana usa esses signos linguísticos para facilitar a comunicação e para ajudar no compartilhamento e na perpetuação de suas próprias narrativas.

Um símbolo vai além da marca, no sentido reduzido do seu termo, porque pode transmitir não só um, mas inúmeros significados e valores em um único ícone ou elemento textual. Um símbolo normalmente possui significado amplo e complexo, que permanece em constante mutação pelo seu uso ativo por um grupo. Por isso, os símbolos são ferramentas poderosas de comunicação. Veja alguns símbolos a seguir:

FIGURA 1 – SÍMBOLOS

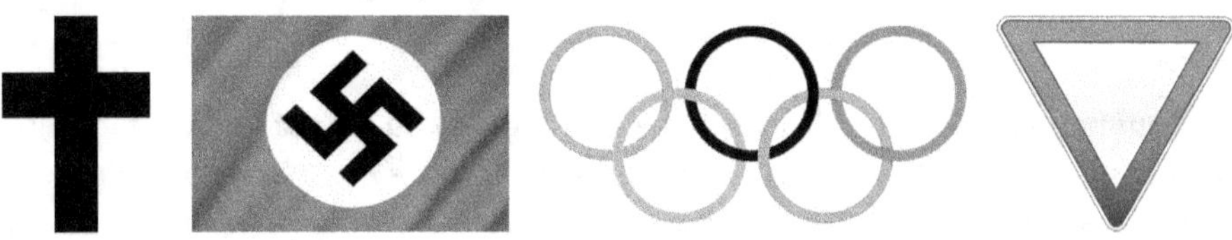

Cada um dos símbolos mostrados, além de conter uma mensagem principal ou um significado de primeira importância, pode também remeter a uma série de outras associações concretas ou abstratas. Quanto mais rico em significado for um símbolo, mais associações ele automaticamente é capaz de construir na mente das pessoas e dos grupos sociais. A única condição para isso é que seus sentidos sejam compartilhados entre o grupo. Do contrário, os indivíduos não saberão o seu real sentido ou poderão associá-lo de forma equivocada a outro significado. Por exemplo:

FIGURA 2 – QUE ÍCONE É ESTE?

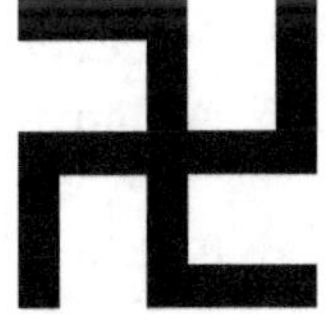

Este ícone pode ser facilmente remetido ao conceito do Nazismo e todo seu ideário político e social. Porém, trata-se de um símbolo de origem budista, que traz uma conotação totalmente diferente (e – por que não dizer? – oposta) a tudo o que o Nazismo pregava. A diferença entre os ícones é pequena (uma leve inclinação, no caso da suástica nazista). Porém, em uma sociedade como a nossa, onde o Budismo tem baixa penetração, seu significado se perde. O mais natural é que as pessoas tentem associar a outro símbolo conhecido por elas e que esteja mais próximo em termos visuais. Por isso, a confusão com a suástica nazista.

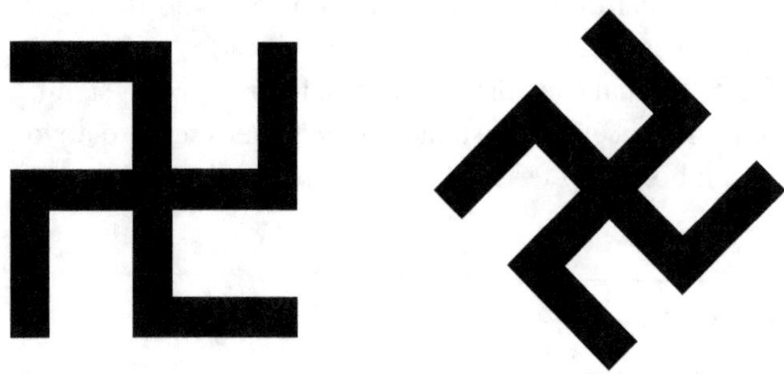

Se uma marca é, antes de mais nada, um símbolo, sua função também deveria ser pensada indo para além da mera representatividade comercial. Quando reconhecemos na marca de uma determinada empresa algum tipo de valor, significa que, além de ela nos remeter ao fabricante, também deve conter narrativas, emoções e características próprias, reconhecidas por nós.

Em nosso contexto atual, algumas marcas possuem peso simbólico tão ou mais fortes que outras iconografias de origem histórica, ideológica ou mesmo religiosa. Isso não quer dizer que essas marcas estão competindo nessas outras esferas ou mesmo que estão se transmutando em seus objetivos finais (é muito comum que as pessoas tratem os admiradores de alguma marca muito famosa pelo termo "fanáticos", indicando uma certa característica de seita que algumas delas conseguem construir junto a sua base de usuários).

Toda marca pode ser um símbolo, mas nem todas conseguem construir significado para se transformarem em um símbolo com relevância suficiente, que as insira no conjunto de referências de um grupo. Toda marca tem potencial para reunir significado. Então, a partir de agora, é fundamental que sejamos capazes de entender uma marca pelo seu papel ampliado, indo além da mera representatividade e da identificação de um fabricante/fornecedor.

Talvez esse papo de simbologia e semiótica possa estar o confundindo um pouco, mas toda essa explanação serve para mostrar que uma marca (no sentido comercial) pode ser construída em seu modelo tradicional (um nome e/ou ícone que remete ao produtor, fabricante ou prestador) ou em seu sentido mais amplo. Nesse caso, estamos construindo um ícone que virá agregado de significado (bons significados, preferencialmente) e que seja capaz de despertar no consumidor certas sensações (também, boas sensações, preferencialmente).

Para ilustrar melhor, veja se essa breve história lhe parece familiar: alguém está começando um novo negócio, não necessariamente na área da Saúde. O responsável pela empreitada convoca, então, aquele sobrinho, craque de computador, para criar uma marca. O menino, esperto com as ferramentas digitais, abre meia dúzia de *apps* para criação e design. Horas depois, volta com algumas opções. O empreendedor analisa o trabalho, escolhe um que lhe pareça mais bonito, elegante e com relação direta com o seu trabalho. Assim nasce mais uma marca, de forma burocrática e quase sempre apartada de todo o planejamento do negócio (não é incomum que esse processo seja uma das últimas etapas no desenvolvimento da nova empresa).

Porém, será que há algo de errado em conduzir dessa maneira? Na verdade, não se trata exatamente de um erro, mas, sim, de uma distorção de foco e de função. Talvez olhando pela função tradicional de uma marca, essa forma de trabalhar esteja absolutamente correta. Se entendermos marca apenas como um elemento para indicar a procedência e para lembrar o público sobre um determinado prestador, essa dinâmica será mais que útil. Porém, o resultado é uma marca linear, simplista em termos de representações, narrativas e significados (lembra da definição de símbolos?). Como consequência, ela terá mais dificuldade para gerar aderência e conquistar o engajamento das pessoas. Será pobre em termos de associações.

Mesmo que o design esteja muito bom e o nome seja charmoso e adequado, a marca construída de forma linear e superficial carece de força simbólica. Se é pobre em associações, será mais difícil criar conexões duradouras com as pessoas (e com o seu público). Esse tipo de marca serve muito mais como arma adicional no aparato de comunicação de uma empresa do que como elemento estratégico, até porque ela está à parte da estratégia. Ela é apenas um elemento externo, sem qualquer relação direta com o modelo de negócios, com os processos e com a maneira de gerenciar a empresa.

Uma outra forma de pensar a marca, em sua visão ampliada, parte de um foco e de uma função totalmente diferentes. Nessa outra visão, mais moderna e atual, a marca é um aspecto central dentro da estratégia (inclusive, ela deve refletir parte dessa estratégia, para consolidar um posicionamento desejado). O foco está em refletir essa estratégia para fora. Uma marca construída sob esses parâmetros não tem como função apenas lembrar, mas, sim, significar. Pois, o significado mais forte tem relação direta com o valor percebido por uma oferta. Esse valor pode ser traduzido de diferentes formas, contudo, em última instância, refletirá um grau maior de confiabilidade.

Não por acaso, grandes corporações hoje possuem departamentos inteiros dedicados a manter e a agregar cada vez mais valor as suas marcas. Isso levou o *branding,* de uma disciplina secundária na esfera do marketing, a um imenso campo de pesquisa e trabalho, sendo essencial dentro das estratégias de mercado das principais empresas do mundo. Repare que essa visão ampliada não descarta a visão tradicional sobre uma marca. Ela mantém seu papel clássico, ao mesmo tempo em que agrega novos elementos ao seu constructo.

⊠ Toda empresa ou negócio possui um nome e/ou ícone que o representa. Os prestadores de serviço e profissionais liberais também podem fazê-lo;

⊠ Porém, construir uma marca não diz respeito apenas a pensar no nome e em um logo agradável aos olhos. Na verdade, esse costuma ser o erro comum que profissionais e empresas despreparadas cometem quando pensam em trabalhar com *branding*;

⊠ Marcas de valor são aquelas que conseguem construir significado e associações positivas junto ao público. Então, não se trata apenas do que uma empresa diz sobre ela mesma (e, consequentemente, sobre a sua marca), mas do que o grupo enxerga e acredita sobre ela;

⊠ Marcas de valor obtêm a preferência do público. Aquelas que conseguem construir essa simbologia positiva acabam por transmitir mais valor em suas ofertas. Elas significam mais, logo, conseguem impactar de maneira diferenciada o consumidor;

⊠ Em cenários de hipercompetição, marcas bem construídas servem como diferencial competitivo. Sua narrativa, postura e linhas de diálogo servem para humanizá-las e, com isso, aproximá-las das pessoas. Essa aproximação costuma gerar excelentes resultados.

Agora, você já sabe um pouco mais sobre marcas e um pouco mais sobre *branding*. Entende, também, que elaborar uma estratégia e um plano de ação para construir marcas de valor vai muito além de querer ser lembrado. Na realidade, o esforço de *branding* visa mais do que apenas à lembrança e, sim, às associações positivas corretas, que gerem uma percepção diferenciada na mente do consumidor. Quem pensa que uma marca se limita a representar ou indicar o fabricante ou responsável por algo está totalmente ultrapassado, embora, em algum momento da nossa história, elas tenham servido quase que exclusivamente a essa finalidade.

Veremos a seguir mais uma confusão comum sobre o papel de uma marca e sua real função.

FALAR DE MARCA É FALAR DE COMUNICAÇÃO?

Essa é outra confusão corriqueira. Entre os leigos no assunto, existe a clara ideia de que uma marca se constrói a partir de esforço comunicacional (especificamente, o publicitário). Partindo dessa linha de pensamento, marcas hoje fortes teriam chegado a esse nível a partir de um investimento longo e perene em ações promocionais. Essa fórmula, quando repetida à exaustão e nos canais e momentos corretos, seria capaz de fixar qualquer coisa na mente dos nossos incautos consumidores. Isso ditaria o valor que as maiores marcas do planeta acumulam hoje.

Embora esse tipo de associação não possa ser declarado como 100% equivocado, ele também está muito longe de ser 100% verdadeiro. Isso porque é bem provável que muitas das marcas que hoje figuram entre as mais valiosas do mundo tenham feito (e ainda façam) um amplo investimento em comunicação (a Coca-Cola é um bom exemplo). Porém, também é verdade presumir que esse investimento, sozinho, não seja o responsável por todo o resultado positivo.

Na realidade, os atuais rankings das marcas mais valiosas do planeta (existem várias metodologias para medir o valor de uma marca, daí a existência de diversos rankings e listagens distintas) trazem tanto marcas que foram construídas seguindo uma dinâmica tradicional ("marca se constrói com muita comunicação"), quanto empresas cujas marcas foram consolidadas com uma postura mais moderna sobre o *branding* ("marca se constrói com entrega relevante e experiência positiva"). Isso já nos dá uma pista sobre a mudança de visão e de postura em relação ao processo de *branding* (gerenciamento de marca).

Apesar de o senso comum nos dizer que a comunicação é o alicerce para marcas fortes, na realidade, uma marca forte é construída a partir da experiência positiva do consumidor. Uma empresa ganha a confiança do público e consegue construir significado quando entrega tudo aquilo que promete e quando age de acordo com os princípios estabelecidos em sua própria narrativa. Em outras palavras: é a operação no dia a dia de um negócio que, de fato, colabora para a construção de signos fortes e valiosos, porque é essa operação que os clientes percebem no trato com tais organizações.

Por muito tempo, se pensou que a comunicação (em especial, a publicidade) seria capaz de resolver todos os males. Dessa forma, não importaria tanto o que nem como fazemos algo, mas, sim, como é o nosso esforço promocional desse "algo". Felizmente, o entendimento de estratégias de marketing evoluiu bastante, ao passo que as companhias de ponta em todo o mundo sabem que a entrega em todos os pontos de contato com o usuário precisa superar as expectativas e gerar boas experiências. Esse é o alicerce real das marcas mais valiosas do mercado.

Em última instância, a estratégia de comunicação pode ser fundamental na construção de uma marca sob os moldes tradicionais ("quero ser lembrado"), mas ela será insuficiente na construção de uma marca seguindo os modelos atuais ("quero ser relevante").

As ações de comunicação podem garantir a lembrança do nome, a consolidação de um posicionamento e até conquistar a atenção do público em relação a uma novidade. No entanto, são insuficientes para construir uma reputação positiva e, principalmente, para gerar significados e associações positivas (especialmente, as mais subjetivas). Será que companhias ou prestadores muito ruins podem sobreviver e ter longevidade no mercado, prestando um serviço duvidoso? Será que a comunicação pode gerar uma interpretação melhor sobre a qualidade dessa entrega?

Em outras palavras, é possível que você consiga gravar na mente do consumidor que um determinado produto possui uma determinada característica muito boa e útil. Porém, somente a experiência de uso ou o contato mais próximo com a empresa poderá criar a mesma associação do ponto de vista emocional ou mesmo confirmar a qualidade daquilo que é anunciado. Uma comunicação esperta até poderia iludir as pessoas em um primeiro momento, mas, certamente, será incapaz de manter o embuste por mais tempo. O que significa que, enquanto estratégia, a ideia de usar a comunicação para "maquiar" a empresa se revela totalmente equivocada, pois será incapaz de manter o valor e a sustentabilidade do negócio por muito tempo.

A comunicação, por melhor que seja, não será capaz de dar sustentação ao valor gerado pela empresa ou pelo prestador de serviço. Não estou dizendo aqui que a comunicação não é importante. Pelo contrário! Porém, ela tem uma responsabilidade limitada quando o assunto é marca, embora boa parte do mercado lhe atribua uma importância fundamental. O problema está em achar que marca é igual aquilo que a comunicação consegue construir na mente das pessoas. Aqui reside o erro mais grotesco.

Pense em quantas empresas você já conheceu e foi atraído pela comunicação. Porém, na hora H, foram absolutamente decepcionantes. Isso acontece porque as mensagens emitidas pela empresa, em sua ação de comunicação, prometeram algo e imprimiram em você uma imagem. Entretanto, as promessas não foram cumpridas na prática. Então, chegamos ao ponto-chave, quando falo de a comunicação ter uma responsabilidade limitada quanto ao processo de construção de marca.

Essa limitação acontece porque as ações de comunicação, sejam elas quais forem, conseguem chamar a atenção, ativar a recordação e até, em alguns casos específicos, quando falamos da Saúde, gerar um certo desejo ou atração pelo serviço que é oferecido. Repare que, em todo esse esforço, ainda estamos falando de um processo de ativação externo ao ciclo de atendimento e, de certa forma, externo à organização.

Esse esforço de comunicação tradicional age muito mais enquanto nosso consumidor nos observa de longe. Mas uma marca relevante se constrói quando prestador e cliente estão dialogando diretamente, em especial nos serviços de saúde.

A comunicação tradicional pode gerar o interesse, a curiosidade e até passar uma boa imagem, mas será a interação direta com a estrutura do serviço que construirá ou não o necessário vínculo de confiança. A percepção final do paciente é o resultado das experiências que ele tem com o serviço e aquilo que foi prometido a ele pela comunicação. Dessa equação, sai um saldo intangível e complexo, reunindo associações tanto positivas quanto negativas. A esse saldo, podemos chamar de marca. Importante lembrar que, embora seja abstrata, a marca possui ramificações bastante concretas, pois sua subjetividade é resultado da construção do dia a dia do serviço, resultado de dezenas ou centenas de processos construídos em conjunto por prestadores e pelos pacientes.

Pense em quantos serviços você contratou a partir da confiança gerada por uma peça publicitária e que não entregaram quase nada do que foi prometido. Sempre que isso acontece, o processo de reconstrução desse diálogo ou de resgate do serviço mal feito torna-se ainda mais difícil.

O quanto essas marcas são fortes, na sua opinião? A sua visão sobre elas foi construída pelas ações de comunicação ou, nesse caso, o fato de as mensagens não representarem em nada o que a empresa realmente entrega torna o resultado ainda mais prejudicial? Nesse caso, fica claro que as ferramentas de comunicação possuem uma responsabilidade limitada. Isoladamente, elas podem imprimir uma imagem e gerar algum impacto na percepção do público. O peso maior nessa equação, porém, está sempre na interação direta com o paciente.

Pensar que a construção de uma marca é resultado exclusivo de um esforço de comunicação, na verdade, está em sintonia perfeita com a arquitetura tradicional das marcas, citada anteriormente: se esse elemento é visto na estratégia da empresa apenas como um ícone para nortear o nível de recordação do cliente, o foco quase que exclusivo na comunicação estará mais que adequado.

Mas na visão ampliada da estratégia de *branding*, como estamos abordando neste livro, esse entendimento, na verdade, resulta em uma grande distorção. Pense no elemento "marca" como algo quase desconexo da atuação da empresa e da experiência que ela é capaz de gerar junto aos seus consumidores e a outros grupos que mantêm com ela qualquer tipo de relacionamento.

Se entendermos uma marca como um símbolo que carrega significados mais amplos que o seu próprio nome, sua construção será resultado da consolidação desses significados com o público. Veremos mais sobre isso quando tratarmos especificamente do processo de construção de marcas em serviços de saúde.

Importante, por agora, é compreender que a marca como um todo ganha relevância a partir de um ajuste de sintonia fina entre os aspectos gerenciais e os comunicacionais. Dar maior foco apenas em uma ou em outra extremidade sempre resultará em desequilíbrio: ou um enfoque maior na construção de uma imagem, sem o reflexo direto disso na operação do serviço, ou, ainda, o foco no serviço sem a adequada exposição da sua proposta de valor e sua entrega para os públicos interessados.

A melhor forma de atuar no gerenciamento de marcas em serviços de saúde é mantendo essa coerência entre comunicação e entrega (ou seja, gestão). Assim, o pressuposto básico deste livro nasce já contradizendo o senso comum a respeito do tema: a estratégia de *branding* não é apenas mais uma "aba" dentro do planejamento de comunicação. Ela será transversal a toda a estratégia do negócio. Marcas construídas sem esse vínculo terão sempre um alcance e uma perspectiva de resultados bastante limitados.

O real sentido de trabalhar com *branding* está em ir muito além do aspecto comunicacional e criar atmosferas próprias para a geração de valor em níveis funcionais, emocionais e experimentais (veremos esses elementos mais adiante), principalmente quando falamos de marcas em serviços na área da Saúde. Esse é um setor que exige especial atenção, conforme veremos a seguir.

O *BRANDING* E O MARKETING, O MARKETING E O *BRANDING*

A disciplina de *branding* ganhou mais força a partir dos anos de 1980. Bem antes disso, no entanto, as marcas já eram gerenciadas pelas empresas, assim como também eram objeto de análises de diversos estudiosos e pesquisadores. Como já vimos, a relação tradicional com o assunto "marca" o colocava sempre como um apêndice da comunicação de uma empresa. E essa comunicação estava dentro de uma outra disciplina ligada ao mercado, o famoso marketing.

Muitas pessoas confundem marketing, *branding* e comunicação. Por isso, devemos fazer uma breve diferenciação entre esses temas para não cairmos nas mesmas armadilhas que o senso comum. Assim, evitamos erros estratégicos no momento em que o trabalho estiver realmente sendo desenvolvido. Comecemos pelo marketing, que ao contrário do que os leigos no assunto pensam, não é sinônimo de fazer propaganda sobre alguma coisa.

A função do marketing é analisar mercados, entendendo que tipos de produtos e serviços são demandados e/ou desejados dentro de cada cenário e de cada contexto. Sua atuação é muito mais ligada a pesquisas e análises do que à parte criativa (embora até mesmo muitos profissionais da área acabem confundindo uma coisa com a outra). Na prática, isso significa que o marketing oferece uma série de ferramentas e técnicas para ajudar uma empresa ou projeto a elaborar um planejamento estratégico, bem como a operacionalizar sua atuação de maneira a se adequar aos anseios do público (estejamos aqui falando de consumidores ou não).

Isso quer dizer que o marketing sempre será um campo de estudo atrelado, essencialmente, à estratégia. Sua função máxima está em entender cenários e desenvolver ofertas que gerem mais valor dentro de cada cenário. O termo "valor" se aplica em qualquer contexto ou segmento: podemos falar de mais valor em bens de consumo, mais valor em negócios industriais, como podemos falar de mais valor em serviços de saúde.

Como indicação, cito a obra referência nessa temática: *Marketing médico – criando valor para o paciente*, do professor Renato Gregório. O conceito de valor já aparece no título do livro, sendo reforçado em diversas passagens: "O marketing médico representa um conjunto de ações e estratégias que tem por objetivo agregar valor à prática médica, através da identificação de oportunidades de mercado, dos desejos e das necessidades dos pacientes" (Gregório, 2009, página 19).

O marketing oferece a possibilidade de análise para que possamos oferecer mais valor para o nosso público. Porém, essa definição certamente não é a que costumamos escutar por aí: "marketing é fazer propaganda", "a essência do marketing é a divulgação", "a função do marketing é vender mais, a todo custo", entre outras "pérolas", que não passam de deturpações do termo. A mais comum delas está ligada diretamente à relação entre o marketing e a comunicação.

A comunicação (promoção, no sentido técnico) é um dos pilares do marketing. Dentro desse pilar, encontramos ferramentas como a publicidade, as relações públicas e a promoção de vendas, entre outras. Mas é importante perceber que marketing não se resume a isso e, em muitos casos (como a própria área da Saúde), as ações de comunicação não estão entre as mais importantes ou determinantes para o sucesso de uma empreitada.

Seguindo uma linha de raciocínio tradicional (e entendendo a marca apenas como acessório da comunicação), teríamos a estrutura apresentada na figura 4.

FIGURA 4 – PLANEJAMENTO ESTRATÉGICO: MODELO TRADICIONAL

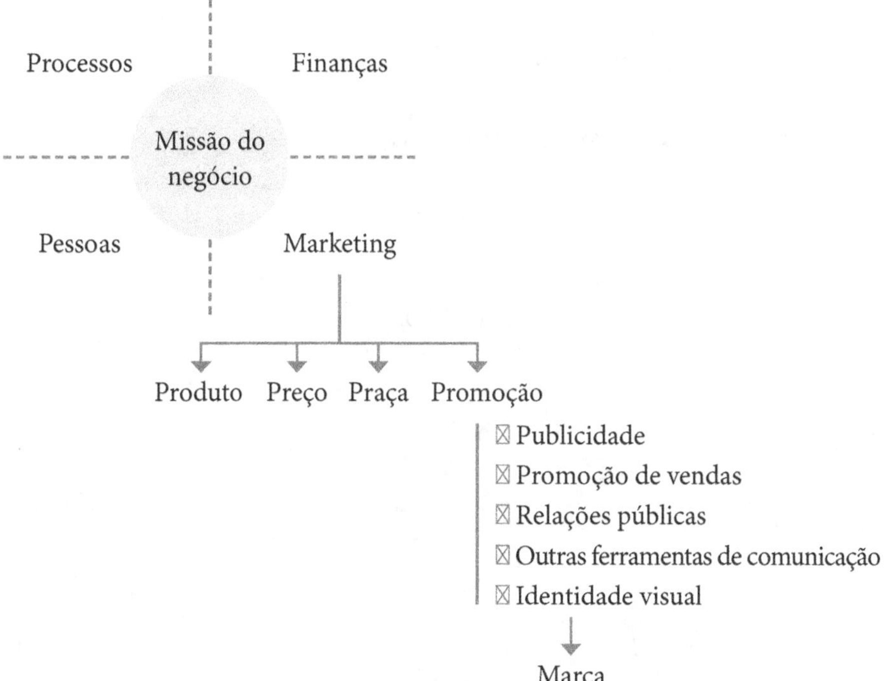

Não é esse, porém, o papel que o *branding* desempenha hoje, não é mesmo? A disciplina de gestão de marcas, como já vimos, atua na construção de uma proposta de valor cada vez mais aprimorada. E se a marca atua como agregadora de diversos elementos e como fator para o desempenho de uma empresa, ela também precisa estar inserida na estratégia.

Como uma marca tem o potencial para exercer um papel bem mais relevante no sentido de gerar vantagem competitiva e construir mais confiança junto ao público, tratá-la ainda como um mero adereço, algo construído no final do planejamento apenas para conquistar a simpatia do público (aquele mito da marca simpática, com um logo também simpático e um nome fácil de ser decorado), representa um grande erro.

Também podemos considerar como um equívoco colocar a disciplina de *branding* (gestão da marca) dentro do marketing (análise de mercado), embora isso possa gerar intensos debates entre os pesquisadores da área. Não é uma questão de ego, como se, ao alocar um campo do conhecimento dentro de outro, estivéssemos reduzindo o primeiro e aumentando a importância do segundo. O ponto aqui está muito mais ligado a um alinhamento necessário para que o trabalho aconteça da melhor forma.

A análise de mercado e a construção da marca (em todas as suas dimensões) estarão sempre intimamente ligadas e ambas terão um impacto forte em todo o planejamento estratégico de um negócio. Egos e vaidades à parte, parece-me mais funcional entender o *branding* não como uma parte dentro do marketing, mas, sim, como uma disciplina que corre em paralelo, de forma transdisciplinar. Isso altera o nosso esquema para o apresentado na figura 5 a seguir.

FIGURA 5 – PLANEJAMENTO ESTRATÉGICO HOJE

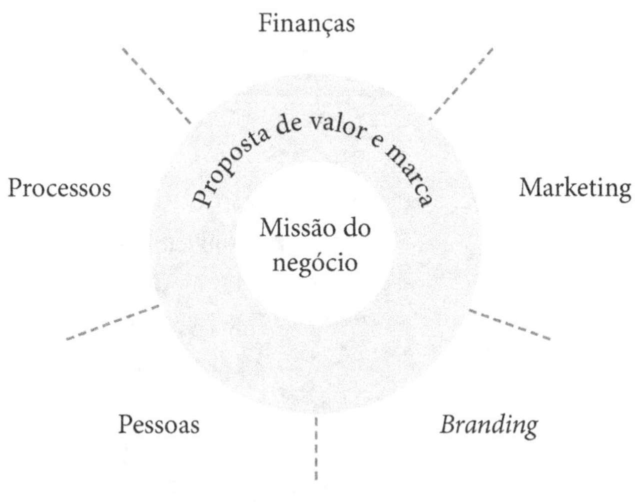

Agora que esclarecemos o papel de cada um, fica bem mais fácil para visualizar: marketing, *branding* e comunicação são campos diferentes de um mesmo projeto. Todos estarão interligados e as decisões tomadas em uma área provocarão reflexos nas outras. Contudo, jamais podem ser encarados como a mesma coisa, tampouco podem ser reduzidos a explicações rasteiras e sem a devida contextualização. Esse tipo de reducionismo é que permite proliferarem tantos profissionais de competência extremamente duvidosa, que podem já ter batido a sua porta para oferecer seus "serviços". Fuja deles!

Ter um negócio orientado ao marketing (pensando em como oferecer mais valor para o paciente) e ao *branding* (pensando em como construir esse pacote de valor de maneira mais efetiva e externá-lo, fazendo com que o público o perceba como tal) está entre os tópicos mais modernos e avançados da administração contemporânea. Feito esse pequeno parêntese (e espero não ter sido acadêmico em excesso), vejamos agora o papel que a marca exerce na redução de incertezas, possivelmente o maior dilema existente no processo de compras.

CONSTRUIR UMA MARCA FORTE SIGNIFICA REDUZIR A INCERTEZA DA COMPRA

Uma marca, enquanto resultado de um conjunto de associações positivas, funciona como geradora de vantagem competitiva na medida em que reduz a incerteza da compra. Quanto mais forte ela é, mais se torna capaz de garantir a entrega do valor. Já parou para pensar uma marca sob essa perspectiva?

Toda transação comercial, das mais banais até as mais complexas e que envolvem quantias maiores de recursos, possui algum grau de risco e de incerteza. A insegurança mais essencial ligada ao consumo diz respeito à capacidade da oferta (seja um produto ou um serviço) de resolver o problema do consumidor (não precisa ser exatamente um problema, mas podemos estar falando de tornar alguma tarefa ou atividade sua mais fácil e/ou confortável).

Isso significa que, seja comprando uma caneta ou um equipamento médico que custe algumas centenas de milhares de dólares, o consumidor sempre buscará evidências para assegurar que sua compra valerá a pena. A caneta entregará aquilo que promete, assim como o equipamento também. Pode parecer óbvio, mas boa parte das ações dentro de uma estratégia de marketing costuma estar associada à redução dessa incerteza (embora nem sempre isso funcione). Nesse sentido, ser uma marca mais "lembrada" não necessariamente significa uma vantagem. O "ser lembrado" não garante a redução da incerteza. Marcas são fortes porque reduzem a incerteza e não, simplesmente, por serem as mais lembradas.

Em muitas situações, as empresas buscam gerar garantias ou vantagens que façam a compra valer a pena, mesmo que a entrega não seja a mais adequada. Em outras, as empresas procuram construir um conjunto de evidências objetivas e subjetivas que reforcem as garantias para o cliente. Também é comum que apelem para a tradição e para a experiência de atuação em determinada área para gerar uma espécie de "vale-confiança" para aquele que está realizando a compra.

De todo modo, podemos dizer que todas essas ações, estruturadas da maneira correta, tendem a gerar uma imagem ou um sentimento positivo do público em relação a uma organização ou a um profissional. O processo de construção de marca participa dessa estratégia quando o símbolo criado é, de fato, capaz de fazer o *link* direto da mente do consumidor para todas essas associações positivas.

Marcas de valor são aquelas capazes de gerar todo esse conjunto de associações positivas. Assim, reduzem a incerteza da compra. Independentemente do ramo de atuação, essa parece ser uma lei fundamental do mundo dos negócios. Uma marca que seja referencial de valor (mais do que apenas ser conhecida) age reduzindo a incerteza dos consumidores e, por tabela, é capaz de atraí-los com mais facilidade. E as vantagens não param por aí.

Além do maior poder de atração e maior destaque que obtêm em meio à avalanche de concorrentes, os negócios que possuem marcas fortes normalmente são capazes de gerar mais valor agregado. A percepção de mais valor fará com que os consumidores estejam dispostos a pagar mais por isso. Isso é uma realidade em todos os setores.

Entendido isso, podemos olhar para o *branding* de uma forma diferenciada. Também é fundamental comentar sobre a imagem que as pessoas têm sobre marcas, estratégias de uso e os objetivos que estão por trás dessas estratégias. É comum que se trate marcas e estratégias de gestão de marca como elementos geradores de uma imagem "ilusória", sem conexão com a realidade do serviço em si. Verdade seja dita que não se trata apenas do senso comum: infelizmente, no mundo dos negócios, ainda existem muitos executivos e empresários que enxergam a estratégia de *branding* não pelo âmbito da criação de valor, mas como ferramenta para criar uma cortina de fumaça ao redor da empresa.

Para as pessoas ou grupos que comungam dessa crença, uma marca seria tão apenas um símbolo bem construído para gerar associações positivas (porém, falsas!), sobre uma empresa, produto, serviço ou pessoa. De fato, existem muitas organizações e até pessoas que usam desse artifício, criando um efeito meramente cosmético: possuem uma certa "fama" por determinado aspecto, mesmo que, na prática, raramente entreguem aquilo que prometeram ou que seus valores sejam muito diferentes daqueles propagados.

Não é essa a crença desta obra. Acredito que o papel de uma marca e de qualquer estratégia associada a ela está em criar *links* diretos entre uma empresa, produto ou serviço e emoções positivas. Essas emoções, no entanto, só se sustentam quando são garantidas pela operação da empresa, ou seja, pelo dia a dia. Uma marca vazia não consegue sustentar as associações positivas, independentemente do que fale a respeito de si mesma, se as experiências proporcionadas pelos diversos momentos da verdade forem falhas.

Quando o esforço de comunicação é muito grande e a "entrega" está descolada da realidade, as consequências podem ser nocivas. Quando a marca consegue reduzir a incerteza somente a partir desse esforço, mas o serviço em si não funciona, temos um problema grave: o público pode estar sendo levado a experimentar algo que será ruim e decepcionante. Existem muitos exemplos desse tipo de problema. A comunicação é boa, chama a atenção das pessoas e as leva a experimentar o produto ou serviço. Porém, ele não funciona na prática. O resultado é uma multidão que agora o odeia e com certeza destilará esse ódio onde for possível, pois se sentem enganados. Vale ressaltar que não se trata da quantia monetária referente à transação.

Seja uma caneta, seja uma compra de alto valor agregado, o receio mais básico em qualquer compra está ligado a essa incerteza. Se existe uma promessa consolidada (pela comunicação) e a promessa não é cumprida, o efeito é ainda pior.

Se pensarmos que um serviço de saúde está em um patamar de alta subjetividade (o consumidor tem pouquíssimos elementos concretos nos quais se basear para construir qualquer garantia), essa redução de incertezas é ainda mais crítica. A diferença fundamental entre produtos (bens produzidos) e serviços (conjuntos de processos) está justamente nessa subjetividade. Enquanto os bens possuem atributos técnicos e funcionais que podem ser avaliados durante o consumo com mais facilidade, serviços tendem a ser mais o resultado de uma experiência e de um diálogo, com peso maior para esses pontos do que para os seus aspectos técnicos em si. Por essa razão, este é o próximo tema que abordaremos.

MARCAS EM SERVIÇOS

Entender a importância das marcas em serviços e, especificamente, nos serviços em saúde, depende antes de compreendermos questões elementares que diferenciam serviços de produtos. No campo do marketing, tudo que é oferecido por empresas ou profissionais em troca de alguma remuneração pode ser enquadrado genericamente como uma oferta. Diariamente, empresas e profissionais em todo o planeta geram um número infinito de ofertas diferenciadas para os seus clientes.

As ofertas podem estar em um nível mais concreto ou em um nível mais abstrato. E essa seria a diferença mais elementar entre as ofertas que são produtos e as que são serviços. Produtos costumam estar em nível mais objetivo, na medida em que são bens produzidos em escala para entregar algum tipo de valor agregado ao consumidor. Quando compramos uma caneta, um *notebook*, uma garrafa térmica ou um aparelho celular, estamos adquirindo produtos. Eles também podem estar repletos de subjetividade, porém, em sua essência, são bens que podem ser testados e experimentados em suas funcionalidades mais primordiais.

Os serviços, por sua vez, costumam estar bem mais ancorados em aspectos subjetivos pela sua própria natureza. Ao contrário de um produto, um serviço se caracteriza como uma oferta onde não há transferência de propriedade: o cliente paga para ter acesso e/ou participar de um conjunto estruturado de processos ou de uma determinada infraestrutura. É a diferença entre comprar um carro e levar um carro à oficina.

Na primeira transação, estamos falando da compra de um produto (a propriedade do automóvel passa da concessionária para o comprador). No segundo caso, estamos diante da contratação de um serviço, onde o indivíduo paga para ter acesso a um especialista (no caso, o mecânico que averigua o problema com o veículo). Nesse caso, não há qualquer transferência de propriedade. Sequer podemos dizer que o cliente está realizando uma compra. Na realidade, ele está contratando um serviço.

Por isso, quando falamos em serviços, automaticamente estamos reduzindo de forma drástica a capacidade objetiva do consumidor de verificar, na prática, aquilo que ele está "comprando". Vá a uma farmácia e compre algum tipo de remédio: essa transação se enquadra como a aquisição de um produto. Agora vá ao médico para que ele lhe receite um remédio: nesse caso, o que você "compra" é o acesso à estrutura e ao especialista. Nesse caso, estamos contratando um serviço.

Nos exemplos referentes a produtos, existe uma ligação objetiva muito clara: o consumidor adquire um produto que entrega um ou mais benefícios básicos. Um comprimido para dor de cabeça deve eliminar a dor (pelo menos é o que se espera) ou amenizá-la. O cliente quase sempre é capaz de experimentar o produto, testá-lo em uma situação real e tirar suas próprias conclusões sobre o funcionamento daquilo que adquiriu. Já nos serviços, essa relação não fica tão explícita, pois o consumidor nem sempre consegue avaliar objetivamente aquilo que contrata. Por isso, é preciso criar um vínculo de confiança.

Quanto mais abstrato ou distante da realidade objetiva do cliente (como no caso de um serviço em saúde), mais incapaz ele se torna de avaliar de forma direta aquilo que está contratando. Essa lógica não fica restrita apenas a serviços, mas também a produtos, na medida em que hoje ambas as faces das ofertas mercadológicas passam por um intenso processo de hibridização. Porém, ainda assim, o produto leva a vantagem de ser algo passível de teste. Com os serviços, isso nem sempre acontece.

As marcas, enquanto elementos que devem ajudar a reduzir a incerteza da compra, são ativos extremamente úteis para ajudar na transmissão de confiabilidade. Já vimos que não se trata de investir em comunicação, como prega o senso comum. Marcas de valor não são resultado da massificação de uma mensagem, mas, sim, de momentos da verdade com interações positivas.

Esse é outro conceito fundamental para a leitura e para a compreensão deste livro: o momento da verdade. Na literatura sobre serviços, momentos da verdade são todos os episódios em que o cliente e a empresa ficam frente a frente. Seja em um balcão de atendimento, por telefone, em uma sala de espera ou diretamente com o prestador, em cada um desses instantes, a experiência vivenciada é fundamental para a avaliação de qualidade. O somatório desses momentos deve trazer uma percepção de experiência mais positiva do que negativa. Sempre que isso acontece, a marca se fortalece, pois a reputação da empresa como um todo se alavancou.

Momentos da verdade existem para qualquer tipo de empresa. Porém, nos serviços, sua influência tende a ser maior pelos aspectos intangíveis de boa parte das atividades desenvolvidas nesse setor. Como não há produto ou um elemento concreto final a ser avaliado, a experiência vivida ao longo do processo de atendimento e da prestação em si costuma ser a principal norteadora da avaliação final por parte do consumidor.

Pense no seu consultório ou clínica e na quantidade de momentos da verdade que são vivenciados, do ponto em que o paciente faz o primeiro contato até o encerramento da prestação. Em cada um desses momentos, o paciente retira um saldo, positivo ou negativo, que reforça os vínculos benéficos ou as associações maléficas em relação a sua reputação (e por tabela, a sua marca).

Durante um ciclo de atendimento, seja na área médica ou em qualquer outro ramo de atuação, a percepção de marca nasce das ações desenvolvidas durante os momentos de interação com o consumidor. Falar bem de si mesmo, como normalmente se faz utilizando as diversas ferramentas de comunicação (em especial, a publicidade), não é o fator decisivo para uma verdadeira estratégia de construção de marca. Por outro lado, quando mapeamos todos os pontos de contato da marca com os clientes e com o público em geral e quando gerenciamos corretamente esses momentos, a marca naturalmente se consolida e ganha espaço na mente das pessoas.

Essa é a visão ampliada de uma marca e de uma estratégia de *branding*. Sua atuação visa à consolidação de um nome e/ou símbolo que represente toda a reputação e à credibilidade de uma empresa ou de um profissional. A marca é o nome e/ou símbolo que consegue sintetizar tudo isso na mente dos consumidores. Podemos definir pelo esquema apresentado a seguir na figura 6.

FIGURA 6 – ESTRATÉGIAS DE *BRANDING* EM SERVIÇOS

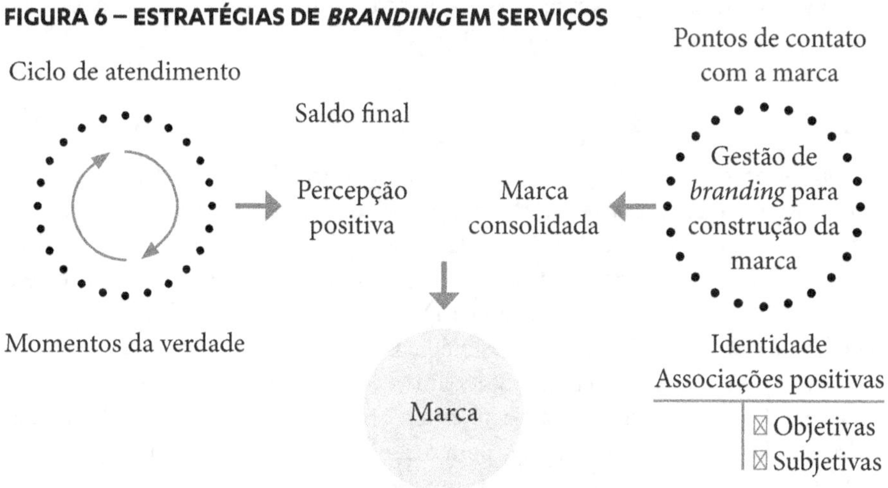

O que está demonstrado na figura 6 é que existem duas linhas de foco muito claras dentro de uma estratégia de *branding* em serviços. De um lado, temos os momentos da verdade, onde o cliente deve experimentar o serviço em sua plenitude, com todos os elementos de qualidade inerentes a esse tipo de negócio: atendimento, confiabilidade, conforto, segurança, agilidade e resultados. No outro extremo, temos o mapeamento dos pontos de contato, que são conceitualmente um pouco diferentes dos momentos da verdade.

Nos momentos, estamos falando de cliente e empresa interagindo frente a frente (por meio de um funcionário ou de uma plataforma de atendimento). Nos pontos de contato, estamos nos referindo a qualquer ambiente onde um paciente ou cliente em potencial tem acesso a sua marca e a toda identidade/simbologia construída ao redor dela. Por exemplo: quando ele vê um anúncio ou peça de comunicação sobre a sua marca. Esse é um ponto de contato, no qual ele tem uma percepção sobre a sua marca, a partir da identidade visual e de outros elementos textuais, imagéticos e/ou simbólicos. Contudo, não é um momento da verdade no sentido estrito do termo, pois não está havendo interação direta com o serviço.

Momentos da verdade e pontos de contato são realidades complementares, faces de uma mesma estratégia. A identidade da marca, seus valores e elementos visuais construídos nos pontos de contato precisam ser reforçados nos momentos da verdade, ao mesmo tempo em que a qualidade, a experiência, as sensações e a credibilidade dos momentos da verdade precisam ser sintetizados pela marca nos pontos de contato.

Por isso, na figura 6, os elementos consolidados da marca são parte da equação junto à percepção gerada nos momentos da verdade. Como são esferas interdependentes, a falha em uma resulta em problemas para a outra. De um lado as associações positivas são fomentadas, enquanto do outro a experiência vivida pelo cliente reforça e comprova essas associações.

MARCAS EM SERVIÇOS DE SAÚDE

Nos serviços em saúde, a necessidade de construir uma estratégia sólida de *branding* ganha ainda mais importância, pois esse planejamento está ligado diretamente ao nível de qualidade e confiabilidade construído junto ao público. Os serviços em saúde são mais críticos por diversas razões. Eles lidam com a vida do paciente e, por tabela, com a estrutura de uma família. Diferente de um hotel ou de uma academia de ginástica, um prestador de serviços médicos pode, quase sempre, estar envolvido em situações críticas, que alteram profundamente o emocional do cliente.

Olhando por um segundo aspecto, o tema saúde é complexo demais, de maneira que há sempre muito espaço para a subjetividade e para as interpretações distintas. Além disso, cada organismo ou pessoa reage de uma maneira ao tratamento sugerido. Não há certeza matemática no tipo de serviço onde atuam os profissionais da Saúde, mas, sim, conjuntos maiores e menores de probabilidades.

Isso coloca o serviço médico no topo da lista das ofertas com mais alto grau de subjetividade. Em uma escala conhecida como régua da intangibilidade, a área da Saúde aparece no extremo mais abstrato, lado a lado com os serviços de consultoria e os educacionais.

O que isso significa na prática? Quanto mais abstrata a oferta está situada na régua da intangibilidade, maior será a dificuldade para o usuário de mensurá-la e estabelecer critérios objetivos de qualidade. Essa subjetividade em excesso demandará uma postura mais atenta por parte do prestador, além de um olhar focado em aspectos que serão decisivos na gestão desse tipo de negócio. Bem diferente dos produtos, as ofertas com essas características devem estar sustentadas por outros fatores.

Um terceiro ponto que torna um serviço de saúde algo crítico e extremamente delicado é o fato de, quase sempre, ele ser indesejado por parte do cliente. Ao contrário de outras ofertas que compramos ou contratamos com o maior prazer, a busca por um médico ou por alguma estrutura de atendimento quase sempre aparece como algo imposto ao indivíduo: algum mal-estar ou incômodo o leva a esse consumo, e não uma situação positiva. Como esse cliente consome por necessidade extrema e não necessariamente por desejo, o prestador precisa de mais recursos para transformar essa interação "forçada" em algo positivo, sem falar na maior dificuldade para conquistar a confiança e para driblar questões emocionais, tanto do paciente quanto dos seus familiares.

O somatório desses fatores quase sempre leva o prestador de um serviço de saúde a uma situação potencialmente aguda: não há desejo por parte do paciente em estar ali (quase sempre), podem existir preocupações que afetam seriamente o emocional desse cliente e de seus acompanhantes e, pela própria complexidade da atividade médica, fica muito complicado tangibilizar a qualidade durante o atendimento.

Esses elementos levam o serviço médico e a prestação de serviços em saúde ao mais alto grau de complexidade gerencial: a administração tradicional de produtos pode fornecer algumas ferramentas e *insights* úteis nesse sentido, mas a esfera de serviços em saúde praticamente demanda as suas próprias regras, por se tratar de um serviço tão específico e cheio de peculiaridades. Da mesma forma, o planejamento de marketing baseado em produtos pode emprestar alguns conceitos e técnicas para o marketing de serviços de saúde, entretanto, com certeza, o setor demanda uma abordagem própria para todas elas, sob o risco de estruturar todo um negócio em pontos equivocados.

MARCAS EM CONSULTÓRIO E CLÍNICAS

Um ponto nevrálgico referente a estratégias de *branding* está na crença comum de que elas só fazem sentido em empresas de atuação mais ampla, com alcance maior e apelo de consumo junto ao público. Negócios locais (como normalmente são consultórios, clínicas, hospitais de pequeno porte e outros prestadores de serviços em saúde) acabam não vendo a construção de marca como um processo estruturado e – mais do que isso – como consequência de uma participação ativa no relacionamento com a comunidade a sua volta. Por esse raciocínio, a marca ganha força na medida em que constrói um histórico local e com os grupos que habitam ao seu redor. Esse pensamento é correto, mas peca ao não explorar todo o potencial desse patrimônio construído, que é a marca.

Outra fala comum está na inadequação filosófica de uma estratégia de construção de marca para empresas que lidam com algo tão sério como a saúde das pessoas, como se obrigatoriamente essa construção maculasse a dignidade do serviço prestado e de seus prestadores. Esse argumento, porém, igualmente não se sustenta. A resistência à aplicabilidade do *branding* também se origina no desconhecimento de sua real atuação na esfera dos serviços de saúde. Como o senso comum acredita em uma estratégia de construção de marca baseada em comunicação incisiva e eufórica (modelo amplamente utilizado pelas empresas de bens de consumo para chamar a atenção), a associação acaba sendo direta: querem fazer do meu consultório uma espécie de McDonald's da Saúde (sob o ponto de vista da comunicação e não do serviço oferecido).

Como você, amigo leitor, provavelmente não enxerga em serviços de saúde muitas possibilidades para fazer uma comunicação "*fun*" e muito atraente, tampouco pretende transformar a sua clínica em uma gigantesca cadeia mundial, todo esse papo lhe parece incrivelmente distante do dia a dia.

Então, talvez seja a hora de derrubar esses últimos mitos antes de partirmos para as dicas em si. Em primeiro lugar, a noção de que negócios locais não se beneficiam ou não precisariam construir uma marca é totalmente errada. Ao contrário: é até mais provável que negócios locais/regionais sejam capazes de consolidar um patrimônio de marca maior, justamente por sua proximidade e, por conseguinte, pela capacidade de dialogar de forma direta e autêntica com seus públicos de interesse, sejam os pacientes ou o restante da comunidade que os cerca.

Talvez pequenos negócios não se vejam construindo esse tipo de planejamento, porque grande parte da literatura sobre o tema esteja muito baseada em *cases* de grandes empresas, tornando mais difícil qualquer paralelo ou mesmo a aplicabilidade dos pontos e das experiências retratadas nos exemplos. Por essa razão, muitas pequenas e médias empresas se veem "apartadas" do universo do *branding*, quando talvez elas estejam em vantagem no processo de construção e de manutenção desse precioso ativo em relação a outras organizações de porte maior.

O fato de associar o processo de construção de uma marca de valor a grandes empresas de bens de consumo e todo o seu "estilo" para consolidar tais aspectos também incomoda, por fazer acreditar que este seria o único caminho para estabelecer-se no mercado em termos de comunicação. Esse raciocínio, contudo, também é um equívoco. Construir e gerenciar um ativo de *branding* (uma marca) na área da Saúde depende de fatores por vezes opostos aos trabalhados no mercado de bens de consumo. Logo, a estratégia a ser adotada, os pilares de sustentação da política de *branding* e os pontos básicos a ser gerenciados serão outros. Ao contrário: tentar agir como uma marca de bens de consumo pode representar o caminho certeiro para o desastre.

Portanto, marcas devem ser trabalhadas em consultórios, clínicas e em qualquer outro tipo de negócio no campo da Saúde. Não existe qualquer inconveniente, inadequação ou inadaptabilidade, exceto quando o próprio conhecimento sobre o tema é canhestro, o que leva os gestores a tomarem decisões de *branding* "importadas" de outros setores. Se a marca serve como âncora de credibilidade, reduz a incerteza da compra e agrega mais valor ao negócio, todos deveriam trabalhar suas marcas com o devido critério, usando as ferramentas e as abordagens adequadas para cada realidade.

POR QUE ORGANIZAR ESTE LIVRO EM DICAS?

A ideia desta obra é oferecer a médicos e gestores em Saúde um guia bastante prático sobre pontos decisivos para um planejamento bem-sucedido de *branding*. Existe muita informação equivocada sobre marketing e sobre construção de marcas circulando por aí, o que pode mais confundir do que ajudar na hora de realizar algum tipo de trabalho, justamente porque olham para o tema com uma perspectiva equivocada: ou tratam a construção de marca apenas pelo ponto de vista da comunicação ou trazem as ferramentas básicas que se aplicam a outros segmentos para serem utilizadas na saúde com pouca ou com nenhuma adaptação. Em ambos os casos, o resultado acaba sendo um olhar bastante superficial sobre o *branding*, passando distante dos pontos que são efetivamente focais para a construção de uma marca forte em Saúde.

Porém, ao mesmo tempo em que esse trabalho pretende desmistificar o olhar sobre a construção de marca na área da Saúde, também é importante simplificar o tema, de maneira a torná-lo aplicável na rotina do profissional de Saúde. Convenhamos que o dia a dia de um consultório ou de uma clínica não costuma ser dos mais sossegados. Portanto, a intenção desta obra é menos teorizar sobre o assunto e mais entregar um olhar prático que pode ser aplicado nas mais diversas situações e contextos.

Tendo isso como premissa, optou-se por organizar o conteúdo em pequenos blocos (dicas) e não em capítulos maiores, de maneira que as informações podem ser acessadas de forma mais ágil pelo leitor. Como consequência, isso torna mais ágil a aplicabilidade do conteúdo no dia a dia dos serviços em saúde. Também por conta dessa premissa básica, esta obra não aprofunda uma série de conceitos e questões, apresentadas de forma introdutória. Essa acaba sendo uma condição para que a leitura se mantenha ágil e direta. Então, após uma não tão longa introdução ao tema, vamos às dicas!

PARTE II

DICAS

DICA 1

MARCA É RESULTADO DE UM ESFORÇO GERENCIAL

A primeira dica ajuda a derrubar um mito sobre o processo de construção de marcas. Existe uma crença no senso comum de que as marcas resultam única e exclusivamente de um esforço de comunicação. Só que esse é um raciocínio equivocado. A marca é o resultado de um esforço e de uma percepção geral daquele que usa um serviço (ou seja, do seu paciente).

No caso de um serviço de saúde, onde há todo um componente de intangibilidade, a marca não é resultado unicamente de um esforço de comunicação, pois não é esse esforço que o paciente vivencia quando está diante do serviço. Será que as pessoas, quando enxergam a marca, pensam apenas na iconografia que representa aquela empresa ou prestador de serviço? Uma verdadeira marca não se resume a isso: ela é conjunto de associações positivas ou negativas atreladas a essa iconografia. Essas associações são construídas na medida em que o paciente vivencia o serviço.

Por isso, a maneira como você gerencia o seu consultório ou clínica será muito mais decisiva para a construção de marca do que a comunicação que você faz sobre ele ou ela. Porém, como existe no mercado toda uma geração de profissionais que acredita e entende marca apenas pela ótica da comunicação, certamente não faltarão pessoas para dizer justamente o contrário.

Esse erro de interpretação estará pautado basicamente em duas linhas de raciocínio: muitas vezes, o pensamento de *branding* é voltado ao design das coisas. Por esse raciocínio, a Nike seria a Nike por conta do ícone dinâmico e bem feito. Ou seja, seria uma questão de design. Assim, qualquer outra empresa que tenha uma representação forte, por tabela, também teria uma marca forte, porque o ícone seria bom e valioso o suficiente para remeter a empresa a diversas atribuições positivas. De fato, o símbolo pode remeter às atribuições positivas, mas ele sozinho não é o gerador delas. As atribuições positivas vêm de algo mais. Daí, deriva um segundo ponto de partida do senso comum sobre marcas e *branding*.

A segunda linha de raciocínio diz que esse algo mais é a comunicação. Empresas que conseguem executar um planejamento de comunicação inteligente e têm capacidade financeira para a execução desse planejamento seriam capazes de construir marcas mais fortes. Daí, vem o mito de toda uma geração que acredita que a publicidade seria o fator principal para construir uma marca valorizada. Essa lógica até faz sentido: empresas que constroem com maestria sua comunicação conseguem gravar na mente do público uma série de associações positivas, que serão ativadas sempre que o indivíduo e a sua empresa estiverem frente a frente. Mas, justamente por isso, o resultado não se sustenta apenas com a comunicação.

Quando estamos falando de serviços (em especial, os de saúde), a comunicação terá toda a relevância para informar, eventualmente gerar o interesse e fortalecer atributos da marca. Porém, ela só funciona até o paciente colocar os pés na sua sala de espera. A partir desse segundo, são os processos bem gerenciados que criam (ou não) o impacto positivo e as experiências geradas durante esses processos serão bem mais efetivas para criar uma verdadeira percepção sobre a sua marca.

Para quem pensa que a comunicação sozinha pode fazer algum milagre, pense bem, pois o resultado pode ser o oposto. Comunicar as bases da marca e não "entregar" essas bases na prática acaba sendo desastroso, pois tende a frustrar o seu cliente, gerando *gaps* de percepção (as famosas dissonâncias cognitivas). Portanto, comunicação não pode servir como base para a construção de marca. Ela é, sim, uma ferramenta importantíssima, mas a verdadeira sustentação de um projeto de *branding* está no planejamento gerencial.

As associações positivas atreladas a qualquer marca considerada valiosa não são construídas a partir de comunicação. Essa deve refletir o trabalho bem feito em todos os pontos de contato entre o consumidor e a marca. Para os serviços, isso é ainda mais fundamental, por se tratar de um conjunto de processos cujo resultado é abstrato. O tempo todo o consumidor está experimentando alguma coisa dentro do seu serviço. No decorrer do atendimento, ele confere as "pistas tangibilizadoras" – elementos que o norteiam a respeito da qualidade, da credibilidade e de outros fatores balizadores da sua marca. Ao final, toda essa informação recolhida no decorrer do serviço se transforma em uma avaliação bastante objetiva.

Portanto, o que constrói uma marca, em qualquer circunstância, mas principalmente em uma circunstância de prestação de serviços, é um conjunto de processos bem desenhados, um atendimento bem alinhado e a legítima preocupação daquela marca em gerar valor percebido para o cliente.

O esforço de comunicação somente será o reforço dentro dessa percepção, mas ele, por si só, não é capaz de gerá-la (e mesmo que gere essa percepção em um primeiro momento, se ela não se sustentar durante a prestação de serviço, de novo o efeito será pior). O contragolpe negativo que vem por conta dessa constatação por parte do consumidor é ainda mais nocivo para a empresa, dentro de uma estratégia de construção de marca. Quando o paciente se sente enganado em um primeiro contato, será bem mais difícil conquistar a sua confiança em uma próxima tentativa.

Então, lembre-se sempre dessa primeira dica: a marca é o resultado de um conjunto de processos bem desenhados e de uma real preocupação em gerar valor para o consumidor, e não da comunicação para gerar um efeito cosmético para a empresa.

#ficaadica

Na prática

Coloque-se no lugar dos pacientes que frequentam o seu espaço e faça uma análise crítica dos pontos positivos e negativos referentes à experiência que está sendo entregue. Procure visualizar maneiras de tornar o seu serviço melhor em todos os aspectos e identifique o que pode ser reorganizado para atingir esses objetivos. Esses são os primeiros passos de um esforço gerencial voltado para a construção de uma política de *branding* em Saúde.

DICA 2

PENSE NO SEU PÚBLICO-ALVO

Uma coisa importantíssima dentro do processo de estratégia para a construção de marca é entender, de fato, quem é seu público-alvo, o que ele espera dentro do processo de atendimento, qual é o seu perfil e o que ele valoriza. Quando fazemos esse tipo de questionamento, é comum cair em respostas genéricas, como "o meu público quer qualidade", "quer respeito ao cliente" ou "quer soluções rápidas". Infelizmente, essas respostas genéricas não levam a nenhum resultado. Se isso é o que todo cliente quer, na verdade, é preciso entender o que é qualidade e o que é valor para o cliente em questão e o que ele espera de um bom atendimento. Por isso, é preciso sair do senso comum para entregar algo mais.

O atendimento no Brasil já é uma questão complicada. Em serviços, o país ainda engatinha na questão de qualidade e o setor peca por ter um péssimo atendimento ao cliente – por conta de processos mal desenhados, foco em economizar a todo custo e uma infraestrutura inadequada, entre outros fatores. No entanto, mesmo que o médico já se destaque por realizar um atendimento acima da média, é preciso entender quem é o seu público-alvo.

Esse pode ser considerado um dos grandes desafios do campo do marketing. Será que, de fato, você conhece o seu público? Será que existe um segmento de clientes dentro do seu negócio (consultório ou clínica) que tenha uma participação maior no seu resultado? Se ele tem essa participação maior, você está dando uma atenção devida a esse perfil específico?

Ao segmentar e focar os esforços de marketing, de construção de marca e de atendimento em determinado público, pode existir a sensação equivocada de que você está dividindo a "fatia do bolo" e, talvez, deixando de lado outros grupos de clientes. Na verdade, você não está reduzindo seu campo de atuação, mas, sim, focando esforços nos grupos que dão maior retorno, aqueles que geram melhores resultados. Isso não obriga a sua empresa a não atender quem esteja fora desse alvo.

Porém, força o gestor a ter foco e estabelecer prioridades. Haja vista que nunca há dinheiro suficiente para focar em todos os públicos viáveis e, mesmo que houvesse recursos financeiros para essa demanda, não seria interessante, porque em algum momento os processos entrariam em conflito, o mais inteligente a fazer é escolher. Se você tentar atender a gregos e troianos dentro de uma mesma estrutura de atendimento, os problemas serão inevitáveis. Os clientes têm perspectivas distintas e você precisa compreender dentro da sua especialidade o que gera valor e percepção positiva de qualidade para o seu público.

Mas como se faz isso? Primeiro, é preciso fazer uma análise bem estruturada ou uma observação mais criteriosa para entender se existem gargalos dentro do processo de atendimento. A partir dessa observação, você precisa mapeá-los e entender quais são as queixas e quais são os problemas que geram esse gargalo. Ao mesmo tempo, você deve verificar quais são os diferentes grupos que compõem o seu portfólio de clientes e compreender quais são os que aparecem corriqueiramente e quais são os que geram mais rentabilidade para o seu negócio. A partir da compreensão desses perfis, será possível direcionar os seus processos de atendimento para esses clientes.

Pensar no público-alvo dentro de uma estratégia de marketing e, principalmente, de construção de marca é algo fundamental e deve estar entre os primeiros passos. Sem essas informações, o gestor não tem como desenhar nenhum tipo de abordagem e de estratégia e pode cair em generalizações que podem ser nocivas em médio e longo prazo para o seu negócio.

É necessário desenvolver algum tipo de análise que permita identificar minimamente o perfil do seu público ou, ainda, o perfil que gostaria de atender em termos de um negócio que ainda está sendo estruturado e que traria mais resultado para seu consultório. Para aqueles que já estão com o negócio a todo vapor, mas não conseguem precisar com mais exatidão sobre as características do seu público-alvo, sempre há tempo para fazer esse tipo de análise. Se o objetivo está em gerar mais valor para os pacientes e construir uma marca que transmita corretamente tais elementos, não há como fazer isso sem conhecer minimamente os grupos com os quais você lida durante o atendimento.

Por isso, lembre-se sempre: a segmentação não pressupõe uma diminuição do público-alvo. Você pode continuar atendendo a diversos perfis dentro da sua estrutura, mas sempre entendendo que existe um foco para ajudá-lo a tomar decisões gerenciais. Em determinadas situações, será possível adotar padrões mais generalistas que busquem agradar a todos. Em outras, será impossível fugir de uma decisão em que alguns aspectos sejam privilegiados. Não perca de vista que todas as escolhas estarão pautadas sempre no objetivo maior: gerar mais valor para aqueles que representam a porção mais valiosa dos seus pacientes e estão em maior sintonia com a sua proposta de valor e marca.

O quê? Você não sabe ao certo quem é o seu público? Comece pela simples observação da sala de espera. Contudo, é preciso pensar desde já em sistemas de gerenciamento do cliente, cadastros atualizados e mecânicas mais detalhadas para entender melhor como ele pensa (pesquisas de satisfação podem ser uma excelente ferramenta para isso).

Quanto mais próximo você estiver do seu paciente ideal, mais embasadas estarão as suas decisões e maiores serão as chances de acertar na hora de oferecer o melhor atendimento e os melhores processos. Enquanto o serviço em saúde estiver pautado por esse ponto de vista, a operação da empresa e o planejamento de *branding* estarão em fina sintonia. Não perca de vista o seu público-alvo nunca! Ele é o centro, o coração de toda a estratégia. Se o seu público-alvo é indefinido ou desconhecido, será sempre mais difícil acertar. E não dá para construir uma marca sólida no "chute".

#ficaadica

46

Na prática

Pensar no público-alvo está ligado a fazer escolhas mais satisfatórias, não só do ponto de vista financeiro, como também na perspectiva emocional e psicológica. Crie processos e canais para ouvir seus pacientes e, mais ainda, estimule-os durante o ciclo de atendimento. Conversar com o público e tentar perceber aquilo que o agrada ou desagrada ainda é uma excelente maneira de conhecer o seu público-alvo e, assim, ser capaz de tomar decisões mais assertivas no dia a dia do seu negócio.

DICA 3

PENSE NO SEU POSICIONAMENTO

Não há como construir uma marca sólida sem pensar no posicionamento que se quer estabelecer em relação ao público-alvo e aos demais concorrentes. Mas o que é posicionamento?

Dentro de uma estratégia de marketing, podemos entender o posicionamento como a maneira pela qual o consumidor percebe o seu produto ou serviço e que tipo de associações ele faz sobre eles. Posicionar uma empresa ou uma marca em determinado mercado significa situá-la em relação às demais ofertas (os concorrentes), além de deixar claro o que ela possui de associações positivas e quais são os seus principais diferenciais (aquilo que a destaca).

Nesse sentido, o posicionamento está ligado diretamente à proposta única de valor (USP, do Inglês *unique selling proposition*). O próprio nome já indica: a proposta é única, pois tem como missão tornar a sua empresa diferenciada. Quanto mais diferenciada uma proposta é em relação às demais ofertas, maiores as chances de se destacar no meio da multidão e de ser enquadrada de forma diferenciada também pelo consumidor.

Por essa razão, a proposta de valor de uma empresa está sempre na base e na origem da sua estratégia, pois dela deriva o modelo de construção de marca (afinal, a marca deve refletir de forma inequívoca para o público o seu diferencial) e, também, o posicionamento, que é o enquadramento que o paciente fará dos seus serviços. Esse, vale ressaltar, é sempre relativo, pois parte da comparação com outras ofertas disponíveis (os seus concorrentes).

Então, todo negócio de sucesso deveria partir de uma proposta de valor única, algo que o torna de fato diferenciado em relação aos demais, o que gera por um lado uma marca que terá destaque ao sintetizar esse valor para o público, ao mesmo tempo em que torna mais visível e claro para esse mesmo público o posicionamento da sua empresa.

O posicionamento pode ser simplificado como a maneira pela qual o consumidor enquadra sua clínica ou consultório no seu cérebro. Quando ele visualiza o seu serviço, quais são as associações feitas de imediato? Como ele hierarquiza o seu serviço em relação aos demais? Ele o enquadra como "apenas mais um" ou existe, de fato, uma percepção diferenciada? Esses são questionamentos fundamentais.

Entenda o porquê: se partimos do princípio ultrapassado de que uma marca é forte apenas por ser conhecida (e reconhecida), podemos estar cometendo um grave erro do ponto de vista de *branding*: e se ela for realmente conhecida, mas não tiver um posicionamento diferenciado? E se as pessoas reconhecerem o nome, mas não perceberem nada que a coloque em destaque? Será que uma estratégia de construção de marca duradoura pode estar pautada apenas nesses aspectos?

Para quem está começando um novo negócio, talvez seja mais fácil estabelecer de início um caminho-base para o posicionamento da marca. Porém, quem já tem um serviço em saúde consolidado também pode fazer uma autoanálise para entender quais são seus pontos fortes e maiores diferenciais percebidos pelos pacientes.

Se esses diferenciais já existem, talvez seja apenas uma questão de evidenciá-los para o público (aqui, sim, a comunicação será superimportante). Contudo, se não conseguiu encontrar nada de muito específico nessa análise, também não há motivo para pânico. Possivelmente, esse é um excelente momento para iniciar uma reflexão sobre o seu serviço, olhando com atenção para os seus pacientes (pense no seu público, lembra?) e, a partir disso, construir os pontos que servirão de diferencial.

Não esqueça que o posicionamento só existe quando o cliente é capaz de fazer associações positivas e diferenciar o seu serviço dos demais por conta própria. Ou seja, é uma conclusão dele e não uma "imposição" sua (como alguns publicitários imaginam, diga-se de passagem). Essas associações têm poder de criar o diferencial frente aos concorrentes.

No que pode estar calcado o posicionamento? Ele pode estar ligado a especializações, ao público-alvo mencionado na dica anterior, a características específicas do seu atendimento, a questões subjetivas ligadas a valores e ideologia da marca, à precificação, ao nível de reputação construído, a uma subespecialidade e à infraestrutura oferecida, entre outros aspectos.

O objetivo é criar na cabeça do cliente um olhar diferenciado sobre nossos produtos ou serviços. A partir do momento em que consigo pensar nesse diferencial, é o início de um trabalho sobre posicionamento. Ele não precisa ser algo mirabolante ou superinovador. É bem comum, inclusive, que esse tipo de raciocínio leve o gestor a cometer alguns erros, já que ele passa a acreditar que precisa inventar algo realmente novo para conseguir posicionar bem a sua marca.

Assim, é possível, dentro de parâmetros normais, como os mencionados aqui, pensar em fatores que servirão de diferencial competitivo e que nortearão, na mente do consumidor, a sua tomada de decisão. Sempre que aquilo que o profissional da Saúde oferece ao mercado tem um componente diferenciador, isso se torna uma vantagem do seu trabalho em relação ao dos demais.

Obviamente, o posicionamento só funciona se você conhece o seu público-alvo. Não existe a menor possibilidade de construir um posicionamento sem conhecê-lo. É importante ressaltar que o posicionamento, principalmente em serviços de saúde, também pode estar bastante pautado em fatores locais, até porque eles raramente têm um caráter abrangente (nacional ou mundial). O mais comum é que sejam unidades de alcance regional e bastante setorizadas.

Por fim, vale se questionar: será que o seu negócio já possui um bom posicionamento construído? Como é possível saber? Faça você mesmo um exercício ou pergunte aos seus pacientes: quais são as associações positivas que eles fazem? Isso já pode ser uma ponte e uma dica do caminho a seguir.

Essas associações significam o seu posicionamento, ou pelo menos um começo. Esses, certamente, são os primeiros passos para uma boa estratégia de posicionamento. Quais associações você quer para a sua marca? Esse será o ponto de partida para o trabalho.

#ficaadica

Na prática

Pense nas associações que deseja para a sua marca. Quando o público a visualizar, que tipo de *link* deve ser automaticamente ativado em sua mente? Agora, liste as associações que possivelmente já existem hoje. Elas geram uma percepção diferenciada em relação ao atendimento já oferecido aos pacientes? Elas geram mais valor agregado a sua oferta? As divergências entre os *links* que existem hoje e aqueles que são desejados para a sua marca e o quanto as associações são capazes de gerar em termos de diferencias são um indicativo claro de quanto de esforço e de investimento em *branding* precisará ser feito daqui por diante.

DICA 4

MARCA É MAIS QUE UM LOGO E UM BOM DESIGN

Uma marca é mais que o logotipo e o design, embora o senso comum muitas vezes nos diga o contrário. Imagine comigo a cena, muito corriqueira por sinal: um médico acaba de montar sua clínica e precisa, agora, pensar na identidade visual, para colocar no seu cartão de visita, na papelaria e nos materiais de divulgação. Nessa hora, ele chama algum sobrinho ou amigo, aquele craque em *softwares* de manipulação de imagem, e faz o pedido solene: você pode fazer a minha marca?

Já viu essa cena? Especificamente no universo das micro e médias empresas e dos empreendimentos de profissionais liberais, ela é mais do que comum. Qual é o problema dessa conduta? A questão é que, agindo assim, estamos enquadrando a marca como um termo acessório à empresa. Logo, planejo todo o meu negócio e, depois de tudo pronto, penso em um elemento textual e/ou imagético que seja simpático e fácil de memorizar, para ser a minha "bandeira" a ser reconhecida pelo público.

Quando surge o questionamento sobre marca, normalmente vem à tona o ícone, o símbolo e o nome que identifica a empresa, produto ou prestador de serviço. Essa visão parcial sempre teve muita força por conta de as pessoas imaginarem a marca como reflexo direto dos esforços de comunicação.

Por consequência, uma marca, que pelo senso comum se constrói pelo esforço continuado em comunicação, precisa ter um símbolo forte, algo que a represente. A partir desse raciocínio (equivocado), poderíamos concluir que a força de uma marca estaria no símbolo. Por essa razão, quando leigos pensam em "construir uma marca", a primeira figura que vem à cabeça é a do indivíduo entendido em *softwares* de tratamento e de manipulação de imagem para desenvolver o logotipo que, se bem feito, representará a empresa, a levando a valer milhões daqui a algum tempo.

Essa postura, valorizando mais a forma do que o significado, parte de um erro comum de achar que o design é fundamental para a construção de uma percepção na cabeça do cliente ou do público-alvo. É óbvio que o design tem sua importância, mas os significados não são construídos a partir dele, mas, sim, reforçados por ele. Uma lógica muito mais assertiva em relação à construção de marca é que o design deve refletir o que a marca representa, seus significados e sua simbologia. Atente, porém, para o fato de que essa significação já tem de estar construída.

Então, pense nisso como uma simples alteração na ordem dos fatores, para que a nossa "equação" esteja correta no final. Não se trata de montar o negócio para depois criar uma marca que gere valor, mas, sim, criar um negócio que gere valor, já pensando em uma marca que refletirá esses valores para o seu público-alvo. Pode parecer uma simples alteração de ordem, mas não é, pois o primeiro modelo pressupõe uma marca desconectada do planejamento do negócio (monto tudo e

depois penso em um nome ou ícone que melhor me represente junto ao público).
O segundo modelo pensa a marca juntamente com o planejamento da empresa,
entendendo que a marca é percebida pela operação e pelo atendimento dispensado ao paciente. Logo, nesse modelo, entendo que a marca é um reflexo de como o
negócio funciona. A maneira como essa marca se expõe para "fora" é apenas um
reflexo dessa operação.

Em outras palavras, não pense na marca apenas como um artifício criativo,
um logo com bom design. Pense na marca como a essência daquilo que gera valor
para o seu paciente. Nesse caso, a mudança na ordem dos "fatores" altera comple-
tamente a nossa "equação".

Aquilo que o seu negócio exterioriza será apenas um reflexo: ou do simbo-
lismo pré-existente, daquilo que a empresa já construiu em termos de imagem e
reputação, ou, ainda, daquilo que ela está tentando construir junto ao público. A
partir disso, o design será uma ferramenta imprescindível, que reforçará o conceito. Ele sozinho, entretanto, não será suficiente para construir esse conceito na
cabeça do público.

Quando o trabalho de construção de marca é feito da forma antiquada, não
gera praticamente nenhum efeito. Ouso até dizer que ele está equivocado, porque
é orientado por um ponto de vista de quem não entende o processo de *branding*
em si. É como construir um nome ou um símbolo para depois pensar na contextualização e no significado que ele deveria possuir.

O verdadeiro trabalho de construção de marca parte da identificação do
significado ou da construção de elementos e de associações que gerarão ou
fortalecerão o significado, para disso resultar em uma construção de um nome
ou de um símbolo que, de fato, refletirá na cabeça das pessoas todo esse conjunto. Essa simbologia e essas significações são postas à prova no dia a dia da
empresa, em eterno processo de construção.

Quando o senso comum pensa em elaborar uma marca para a empresa, essa
construção já começa deturpada, pois parte de um princípio errado. O grande
problema é: se você está construindo só um símbolo para representar sua empresa
e ela não tem nada mais a oferecer, qualquer símbolo pode servir. Agora, se você
está pensando em construir um diferencial competitivo e em criar associações
que gerem valor percebido pelas pessoas, é preciso primeiro começar pelas associações, para depois contratar um bom profissional ou escritório de design e
criação para desenvolver elementos de texto e de imagem que refletirão, de fato, a
identidade da sua empresa.

#ficaadica

Na prática

Pare de pensar na marca como um penduricalho estético, um ícone qualquer que estampará seu material gráfico e que precisa apenas ser simpático e com um bom design. No planejamento de um negócio, a marca deve representar a essência do serviço e todos os elementos e associações que o tornam único, valioso e especial. Ela é como uma compilação do posicionamento, no formato textual-imagético: um nome e um símbolo gráfico. Procure refletir se o nome e o ícone escolhidos para o seu negócio são, de fato, capazes de transmitir os valores, os benefícios e as promessas do serviço que está sendo ofe-recido aos pacientes. Essa análise crítica é fundamental para que um projeto de *branding* realmente gere bons frutos.

DICA 5

MONITORE TODO O SEU CICLO DE ATENDIMENTO

Existem diferenças entre estratégias de marca para produto e para serviços. Embora os pilares do *branding* sejam os mesmos para ambos, pela natureza de cada um, existem diferenças na maneira em que são conduzidos. Os produtos são bens feitos em série, onde há transferência de propriedade. Ou seja, quando o consumidor compra um produto, ele passa a sua propriedade direta. Diferente de um serviço, que pode ser identificado como um conjunto de processos ao qual o consumidor paga para poder participar, estar presente ou se inteirar a respeito daquele tema.

O produto é um bem que você adquire e leva para casa ou passa a ser seu, seja no campo do concreto ou do campo digital, como, por exemplo, um e-book ou um jogo de videogame. Em serviços, o consumidor não leva nada para casa, pois não costuma haver transferência de propriedade. O serviço tende a ser abstrato e mais subjetivo, no sentido em que ele não é algo em si, mas, sim, um conjunto de processos ou etapas, ao qual o consumidor, ao pagar por ele, passa a se submeter.

Seja um serviço prestado por uma clínica, um hotel ou uma academia de ginástica, estamos falando de um conjunto de processos em que o resultado em si é intangível. Então, um ponto fundamental em qualquer serviço é monitorar esse ciclo de atendimento, porque é dele que são mapeados os momentos da verdade e toda a experiência com a sua marca.

E o que são os momentos da verdade? É um termo cunhado dentro da literatura de marketing de serviços (pelo autor Jan Carlzon). Um momento da verdade é toda ocasião onde consumidor e prestador de serviço ficam frente a frente e interagem.

Dentro de uma clínica, consultório ou hospital, existe um ciclo de atendimento determinado, que pode ser formal ou informal, ou seja, uma sequência de etapas vivenciadas tanto pelo paciente quanto pelos prestadores de serviço. Durante essas etapas, existem diversos momentos da verdade. Dependendo do porte da sua empresa ou do tipo de atendimento realizado, esses momentos podem ser de uma dezena até centenas de interações diferentes, principalmente quando estamos falando de tratamentos mais extensos.

Qual é a importância dos momentos da verdade para a construção de marca em serviços de saúde? Por que eles devem ser monitorados? Se entendermos um serviço em saúde como um conjunto de etapas ao qual se submete um paciente e onde o resultado é abstrato, gerenciar bem os pontos onde existe interação (os momentos da verdade) significa manter mais controle sobre a qualidade daquilo que está sendo oferecido ao consumidor.

Em qualquer desses momentos, o paciente tem acesso ao prestador de serviço (não necessariamente o médico) e tira uma impressão, como uma fotografia, que pode reunir impressões positivas, negativas ou neutras. Se naquele momento ele foi impactado positiva ou negativamente, foi bem ou mal atendido ou, ainda, se teve sua expectativa superada, tudo isso ficará registrado como uma percepção sobre a sua marca. No final do ciclo de atendimento, o que determinará a qualidade percebida do serviço não é um ponto específico ou a entrega, mas, sim, o somatório de todos os momentos da verdade vivenciados pelo paciente.

Claro que existem pontos mais importantes que outros, dependendo do tipo de serviço que você está oferecendo, mas o somatório costuma ser muito mais relevante para o julgamento final do que apenas uma ou outra etapa. Até porque, em serviços, sobretudo na área da Saúde, estamos lidando com o abstrato, com o subjetivo e, quase sempre, com o psicológico do paciente. Portanto, é muito mais fácil que ele julgue pelo somatório de percepções, que será favorável ou contrário ao serviço, do que a partir de um resultado pontual que fale pelo todo. Isso não vale apenas para serviços em saúde, mas para todo e qualquer tipo de serviço.

Vejamos, por exemplo, uma companhia aérea. Da mesma forma que um serviço médico, o negócio das companhias aéreas também se enquadra como uma prestação de serviço puro. Pense nisso: o cliente não leva nada para casa, mas paga pelo direito de usar o avião por um determinado trecho e em um determinado horário. Em todo esse ciclo de atendimento (que reunirá, no mínimo, algumas dezenas de momentos da verdade), temos alguns pontos bem mais críticos que outros.

A viagem em si seria o ponto mais crítico. O avião subir e descer com segurança no horário combinado poderia ser considerado o ponto mais relevante de todo o ciclo (afinal, a sua segurança está em jogo!). Porém, é muito comum que todos os momentos da verdade envolvidos na prestação do serviço, antes ou depois do voo em si, sejam mais importantes para a percepção de qualidade do público.

Se o guichê da companhia área é confuso, se o despacho da bagagem tem problemas como extravios ou se existem questões referentes ao atendimento enquanto as pessoas ainda estão em solo, tudo isso junto costuma ser mais relevante do que o voo em si para a avaliação dos usuários. Claro que você pode argumentar que somos racionais e ninguém espera que o avião passe por qualquer problema ou por uma pane técnica durante o voo. Ainda assim, não há como negar que essa é a etapa mais importante de todo o ciclo de atendimento, embora não seja a com maior peso para a avaliação do passageiro.

Como na maioria das vezes tudo corre bem (que bom!), espera-se que essa seja uma etapa "óbvia" do serviço. Então, mesmo o voo sendo tecnicamente a etapa mais relevante, ele acaba perdendo importância para as interações que ocorrem antes, durante e depois. Então, todo o trabalho que faz com que uma máquina pesando várias toneladas decole e, depois de algum tempo, pouse em segurança não necessariamente aparece para o consumidor, nem costuma contar muitos pontos, justamente porque o cliente estará muito mais atento a outros aspectos, já que subir e descer em segurança é o "básico que a companhia tem a oferecer". Essa etapa só será considerada quando algo der errado.

O que possivelmente explica a predominância de alguns momentos da verdade sobre outros é o nível de interação entre as pessoas. O serviço de bordo, o *check-in* e o despacho das bagagens oferece muito mais interação do que os momentos de pouso e decolagem. Como o serviço nasce justamente da relação entre cliente e prestador, é natural que os momentos com mais possibilidadede diálogo sejam também aqueles mais levados em conta pelo cliente na hora de avaliar.

Podemos traçar um paralelo com o campo da Saúde, que, como vimos, também é uma serviço e apresenta uma série de momentos da verdade durante todo o seu ciclo de atendimento. Seguindo a mesma linha de raciocínio utilizada para o exemplo da companhia aérea, podemos identificar claramente que, ao longo do ciclo, alguns momentos dentro da clínica poderão oferecer uma grau maior ou menor de interação. Da mesma forma, alguns estarão mais ancorados em aspectos técnicos e outros, em aspectos relacionais.

É possível deduzir, portanto, que os momentos da verdade mais calcados na interação e no relacionamento entre as partes terão mais peso na análise feita pelo paciente. Isso pode ficar muito claro quando um cliente se sente bem atendido pelo médico, mas reclama de problemas na sala de espera. A capacidade técnica do médico não pode ser medida de forma objetiva pelo paciente. Porém, ele terá boas condições de analisar o atendimento (de forma positiva ou negativa) recebido durante o tempo em que passou na sala de espera.

Por isso, vale ficar atento a todos os momentos da verdade e entender como cada um afeta a percepção do paciente. No caso dos serviços de saúde, pode haver a percepção de que o atendimento direto com o médico seja encarado como o aspecto mais crítico. Ele pode ser considerado, do ponto de vista técnico, como um dos mais importantes, mas, muitas vezes, a análise que o consumidor faz não é racional nem técnica. Detalhes sem nenhuma relação direta com a competência do prestador podem deturpar a experiência e colocar tudo a perder no processo de *branding*.

Na literatura de marketing de serviços, esses elementos muitas vezes são chamados de "pistas tangíveis", fatores que estão distribuídos ao longo de toda a prestação de serviços e que servirão para o consumidor como norteador de qualidade. Por isso, é tão importante mapear todos esses momentos da verdade.

Pergunte-se: em que momentos o consumidor fica frente a frente com a sua marca? Como ele tira uma impressão dessa interação? Que fatores são levados em conta? Coloque um por um os momentos da verdade em uma lista e tente ver (pela ótica do seu paciente) qual é a percepção que ele tem em cada uma das etapas. Assim, você começará verdadeiramente a gerenciar a sua marca de forma profissional.

#ficaadica

Faça um exercício muito simples para mapear todo o seu ciclo de atendimento, simulando todos os passos dados por uma pessoa para chegar até o seu serviço. Quais canais ela acessa? Por onde busca informações? Como chega até o seu espaço? Por quais etapas de atendimento essa pessoa passa até ficar frente a frente com o especialista? A partir desse mapa, procure analisar cada elo e verifique onde o paciente está encontrando facilidades e benefícios e onde, eventualmente, encontra dificuldades e obstáculos a serem superados (os famosos gargalos). Somente a partir dessa análise, podemos empreender um esforço gerencial para melhorar processos, dinamizar rotinas e, assim, construir uma experiência melhor para as pessoas que buscam o nosso atendimento.

DICA 6

PENSE NOS *GAPS* DO MERCADO

Uma coisa fundamental dentro do planejamento de qualquer negócio e dentro de um planejamento de marketing é entender as necessidades e as demandas reais que existem no mercado. Quando fazemos uma análise inicial para a criação de uma empresa, em tese, deveríamos fazer um estudo das lacunas existentes nesse mercado. O que quero dizer com lacunas? Bom, são espaços não preenchidos dentro de um contexto social ou preenchidos de forma insatisfatória.

Então, podemos classificar essas lacunas entre duas naturezas distintas: serviços ou produtos que não existem, mas há demanda para eles. Isso indica que há espaço no mercado para um novo empreendimento que ofereça tal produto ou serviço. A segunda classificação está em produtos e serviços que já existem, porém, não são suficientes para atender a demanda ou que não funcionam como deveriam, gerando insatisfação por parte do público. Essa representaria uma segunda natureza de oportunidades, pois produtos e serviços lançados para oferecer algum diferencial podem ganhar rapidamente a preferência do público, já que o concorrente anterior gerava grande insatisfação (lembra do exemplo de táxis contra o Uber?).

De uma forma ou de outra, a partir dessa visão sobre os *gaps* (as lacunas) de um mercado, abrem-se novas possibilidades para propor serviços de saúde que realmente sejam demandados pela população. É um ponto importante, que normalmente passa despercebido. Quando o médico monta seu consultório ou clínica, muitas vezes parte de um princípio básico e superficial de que o seu serviço é sempre importante. "As pessoas sempre precisam de um médico", dirá. Porém, em um cenário de competição onde existem muitos médicos, ser apenas mais um gera o retorno desejado?

Esse exame superficial da realidade do mercado acontece, também, em outros setores. Em serviços ligados à alimentação, por exemplo, também é comum ouvir esse tipo de argumento: "Comida sempre dá dinheiro, pois as pessoas nunca deixam de comer". Como reflexo direto dessa visão rasa, já vi inúmeros restaurantes, lanchonetes, bares e cafeterias fechando as portas. Não por incompetência na prestação do serviço, mas simplesmente por não haver público suficiente que os sustente. Repare que as pessoas não deixaram de comer, apenas optaram por fazer sua refeição em outro lugar (já que as opções são muitas).

Essa lógica vem de um raciocínio fantasioso. Achar que o produto é fundamental por si só significa desconhecer por completo a dinâmica de um mercado. Por mais que o seu serviço em saúde seja fundamental, isso não significa que as pessoas obrigatoriamente irão até você (a menos que a sua clínica seja, de fato, a única na especialidade em questão). Por isso, é tão importante analisar minimamente o mercado para entender o que já existe e quais são os espaços que podem ser ocupados.

Também é preciso fazer uma análise por região. Em muitas situações, uma determinada localidade está saturada de prestadores de uma mesma especialidade.

Será que há público suficiente para mais um especialista? Será que o mercado está tão pujante assim que valha a pena abrir mais um consultório?

Pode ser até que a saturação (quando um mercado possui muitas ofertas do mesmo segmento) dê a falsa impressão de pujança, pois aquela região acaba sendo mais procurada por clientes que buscam aquele tipo de serviço. Porém, na maioria das vezes, o efeito é oposto. O excesso de ofertas não necessariamente aumenta a demanda e o mesmo grupo de clientes precisa ser dividido entre uma quantidade cada vez maior de prestadores.

O exemplo mais comum desse tipo de situação está nas regiões saturadas em alguma especialidade. Esse mercado passa por um "inchaço", que pode durar algum tempo. De repente, não há mais uma curva de crescimento de novos pacientes, ou porque a demanda se estabilizou ou por conta da concentração em alguns grandes prestadores. De uma forma ou de outra, a situação tende a ficar mais difícil, na medida em que o mercado se satura, pois se torna mais árdua a tarefa de ganhar dinheiro.

A saturação de mercado significa que você tem muitos fornecedores e um número limitado, estabilizado ou até mesmo decrescente de consumidores. Ou seja, o número de fornecedores cresceu fortemente, contudo, esse crescimento não foi acompanhado pela demanda. Se esse cenário não é detectado, pode ser que um profissional faça um grande investimento para abrir o seu serviço em uma área onde o terreno esteja praticamente "árido".

Ou, ainda, esse mercado pode até ser viável, porém, possivelmente, não será muito lucrativo, por conta da saturação da oferta. É possível sobreviver nesse mercado, mas será bem mais difícil obter ganhos acima da média. Nesse cenário de saturação, o mais provável é ter que trabalhar com custos menores, pois os ganhos serão mais achatados.

Esse cenário de saturação nunca é atraente do ponto de vista de negócios. A falta de clientes leva invariavelmente a um enxugamento de custos e ao achatamento de preços, o que nos leva a uma etapa ainda mais perversa, que é a redução ou a simplificação de processos para economizar a todo custo. Em outras palavras, a qualidade é posta em xeque para garantir que o negócio sobreviva em um cenário como esse. No final das contas, todo esse contexto é depreciativo: caem os ganhos, cai a qualidade do serviço, cai a satisfação do paciente e caem os preços, em uma espiral sem fim.

Então, como se prevenir? A melhor maneira de fazer isso é realizar uma análise de mercado. Mas, acalme-se! Não é preciso realizar uma grande pesquisa de mercado e de marketing, nem contratar alguma grande firma de consultoria para tal. Talvez uma observação criteriosa ou levantamentos que você próprio possa fazer em relação ao número de especialistas na região e a faixa etária, renda, perfil educacional e socioeconômico do público serão suficientes para ter noção do potencial de mercado para a sua área e sobre as lacunas existentes.

Esse tipo de levantamento pode ser feito por qualquer um: basta que a observação seja razoável e parta de uma análise fria das informações coletadas, sem a emoção nem empolgação que normalmente norteiam a decisão de quem está abrindo um negócio e realizando um sonho. Se você foi tomado pela empolgação de estar no caminho para o seu consultório ou clínica, respire fundo e faça o papel de "advogado do diabo".

Vale a pena ter uma análise mais crítica nesse momento. Ela terá pouca serventia depois que o seu dinheiro já estiver empenhado em um empreendimento sem futuro ou com poucas possibilidades de retorno. A empolgação e a motivação são elementos essenciais para o profissional de Saúde dar o pontapé inicial em relação ao seu próprio negócio, mas não deixe que esses sentimentos tampem os seus olhos e ouvidos em relação a informações que estão disponíveis a sua volta.

É claro que, quando se fala de uma clínica de maior porte ou de um hospital, talvez seja melhor contratar profissionais especializados para fazer esse tipo de análise, pois estamos falando de valores de investimentos bem maiores. No entanto, no caso de negócios de menor porte, o bom senso e o olhar criterioso podem ser suficientes para observar se existem espaços para ocupar nesse mercado ou se você estará entrando em um ônibus superlotado que tem gente "saindo pelo ladrão".

#ficaadica

Na prática

Esse é um exercício de reflexão sobre o contexto mercadológico no qual o seu negócio se encontra: olhe para os seus concorrentes, procure listar os novos negócios e as novidades apresentadas para o seu campo de atuação. Procure entender, dentro do cenário atual, quais são os posicionamentos já construídos, quais são os serviços demandados e ainda sem resposta e quais são as possibilidades reais de criar posicionamentos e ofertas diferenciadas. Olhar de perto para o mercado e para os seus *gaps* não garante que você criará um negócio milionário e ultrainovador, mas certamente impede que você faça o mesmo que todos os outros, algo que certamente será pouco lucrativo e bastante desgastante. Lembre-se que uma marca forte tem, em sua essência, uma proposta de valor muito bem consolidada. Quais espaços ainda não são ocupados e quais propostas ainda não são plenamente atendidas no seu mercado? Pense nisso.

DICA 7

PENSE NOS MOMENTOS DA VERDADE
COM SEU PACIENTE

Sei que já falamos sobre os momentos da verdade em uma dica anterior, quando mostramos a importância de monitorar o ciclo de atendimento ao paciente. Porém, não tem como não dedicar um pouco mais de espaço para esse tema, por conta da sua relevância para o processo de construção de marca em serviços de saúde.

Um ponto muito forte dentro da teoria de marketing de serviços são os chamados momentos da verdade. Em uma definição bastante simples, eles são momentos em que consumidor e prestador de serviços ficam frente a frente. O termo foi usado pela primeira vez por um dos grandes nomes da área de serviços, o executivo Jan Carlzon, que atuou como diretor de marketing da Escandinavian Airlines. Carlzon, posteriormente, escreveu um livro sobre o tema a partir de sua experiência (*Os momentos da verdade*, 1985), onde ele conta detalhadamente como mudou a abordagem de marketing da companhia aérea, passando de um esforço meramente publicitário para um esforço gerencial dos diversos momentos em que os passageiros ficavam cara a cara com a prestação de serviço.

O grande ponto de virada para a estratégia de sucesso elaborada por Carlzon reside no fato de ele entender que uma abordagem de marketing de produtos não pode ter resultados efetivos quando aplicada a serviços. Ele também percebeu que, quanto maior o nível de abstração do serviço oferecido, maior deve ser a preocupação com esses momentos.

A estratégia de marketing tradicional (oriunda do marketing de produtos) sempre esteve pautada na divulgação, nas promoções pontuais e na apresentação do item. No campo dos serviços, porém, as regras do jogo são diferentes. As ações de atração do consumidor podem ser úteis, ou seja, em diversos aspectos, elas podem realmente chamar atenção para aquilo que está sendo oferecido e, de fato, atrair o público para o serviço. Mas essas ações jamais serão determinantes para a construção da imagem da marca ou da qualidade percebida daquilo que o consumidor está comprando. Essa construção acontecerá em outro momento, quando o público e a empresa interagirem de fato.

Se entendermos que essa interação entre as partes é a essência de um serviço e um dos pontos que os diferenciam dos produtos (em essência, um serviço só acontece como fruto da interação entre as partes: o médico e o seu paciente, por exemplo; diferente de um produto, cuja interação com o cliente se dá distante da empresa), fica patente que os momentos da verdade terão papel decisivo na construção da qualidade e da imagem.

Diferente do marketing tradicional ou do marketing de produto: nessa esfera, os processos internos do fabricante ou do varejista não necessariamente impactam na qualidade percebida do produto, porque aquilo não será visto pelo consumidor e nem pautará sua decisão pelo desempenho que o produto tem quando ele o usa em seu dia a dia.

Lembra que também falamos sobre o nível de abstração do serviço prestado? Alguns serviços são mais abstratos que outros. Isso significa que, em alguns casos, o público terá mais capacidade de análise, justamente porque o serviço oferecerá mais elementos cconcretos para ajudá-lo nesse sentido. Em outros casos, por ser mais abstrato e etéreo, o serviço dependerá de elementos adicionais para ajudar o consumidor a construir sua percepção.

Em uma comparação grosseira, poder-se-ia colocar o serviço de uma pizzaria em contrapartida a uma especialidade médica altamente subjetiva, como a Psiquiatria. Embora ambos os exemplos sejam serviços, no sentido estrito do termo, a pizzaria certamente possui mais elementos concretos que estarão disponíveis ao consumidor do que o atendimento de um psiquiatra (pela própria natureza da sua especialidade).

Por essa razão, podemos dizer que o serviço mais abstrato estará mais dependente dos momentos da verdade para transmitir qualidade e valores, essenciais para manter a confiança junto ao consumidor, do que outros, cujos elementos concretos já servem para estabelecer tal vínculo.

Outro ponto importante é que a construção feita pelo consumidor não estará baseada em um único momento (o que poderia gerar a percepção errônea de que existem momentos com mais "peso" que outros). No exemplo de Jan Carlzon, ele deixava claro que a percepção de qualidade que o consumidor tinha da companhia aérea não estava ligada a um único momento – o voo ou aterrisagem em segurança – mas, sim, a um somatório das percepções das centenas de momentos da verdade que o consumidor teria ao longo da prestação de serviço. No final, o consumidor tira um saldo que pode ser neutro, positivo ou negativo, regulado por aquilo que ele já tinha como expectativa do serviço.

A terminologia de Carlzon se tornou importante e passou a ser usada em toda a literatura de marketing de serviços, onde se deve ter um apego e um cuidado especial com os processos que lidam ou impactam diretamente no convívio do consumidor com o serviço em si. Justamente por sua natureza abstrata, por ser um conjunto de processos que gera algum resultado, o serviço em saúde deve ser gerenciado levando em conta os mesmos cuidados e preocupações.

Lembre-se que o paciente é incapaz de avaliar de maneira objetiva o atendimento que recebe. Ele não possui conhecimento técnico para tal. Porém, ele certamente analisa a qualidade das interações e a celeridade dos processos. A partir das interações e do diálogo entre as partes, criam-se vínculos e as chamadas "pistas tangíveis" (elementos que ajudam a materializar a confiança e a qualidade naquilo que está sendo contratado). Como a análise técnica é impossível, o cliente usa esses elementos para reforçar o seu "ato de fé" de confiabilidade no prestador.

Isso nos leva a um último ponto sobre esse tema: ao longo de toda uma prestação de serviço, o paciente avalia inúmeros aspectos, não necessariamente os que são mais críticos do ponto de vista técnico. Isso significa que, mesmo estando 100% acertado sob o ponto de vista técnico, um atendimento pode ser considerado muito ruim se falha sob outros enfoques, como do ponto de vista humano ou da organização, por exemplo.

Por isso, é preciso mapear todo o atendimento, desde o momento em que o consumidor entra em contato pela primeira vez, até o momento em que ele sai do ciclo de atendimento (falamos sobre isso na dica número 5). Esse mapeamento dará uma visão completa de todas as etapas, permitindo identificar com mais facilidade aquelas em que o cliente pode ter uma percepção negativa.

Portanto, quando mapear os momentos da verdade e desenhar processos para cada um deles, pense além das questões meramente técnicas: deve haver uma preocupação genuína para questões ligadas ao atendimento, ao acolhimento e à humanização. Esses pontos costumam ser mais avaliados pelo consumidor, mesmo que eles não sejam itens críticos sob o ponto de vista da prestação de serviço em saúde.

Para finalizar, imagine uma clínica especializada em vacinas: podemos ter os melhores profissionais, todo um corpo técnico para dar o melhor suporte e uma estrutura acima da média. Porém, o atendimento é péssimo, há confusões na sala de espera e os canais de relacionamento não funcionam da melhor forma. Isso significa, na prática, que essa clínica tem uma série de elementos que tornam sua prestação de serviço caótica, embora, do ponto de vista técnico, tudo esteja perfeito. Não se trata de focar apenas no relacional e deixar o enfoque técnico de lado (isso também resultaria em um desastre!). Deixar de lado os momentos da verdade que possuem mais impacto na percepção e na avaliação do público também degradará a empresa aos poucos, fazendo com que as recomendações não aconteçam e o boca a boca negativo se amplie.

Muitas vezes, o profissional de Saúde pode estar preocupado com alguns aspectos, quando, na verdade, o consumidor está preocupado com outras questões. Que tal começar a indagar o seu paciente sobre o que ele entende por qualidade? Disso podem surgir excelentes pistas para melhorar o gerenciamento do seu serviço.

O desafio de gerenciar momentos da verdade não se restringe à área médica, tampouco a serviços. Do varejo à indústria, da educação aos serviços de saúde, todos possuem os seus momentos da verdade, que precisam ser devidamente gerenciados. A partir do mapeamento, é possível ter uma visão mais clara, além de *insights* para melhorar e gerar mais valor e credibilidade dentro do ciclo de atendimento.

#ficaadica

Mais uma vez, é hora de sentir na pele tudo o que o seu paciente sente em todos os momentos de interação com o serviço: do estacionamento à despedida, do primeiro telefonema a mensagens trocadas em redes sociais. Toda interação gera um resultado em relação a uma expectativa. Um tipo de serviço era esperado e um tipo de serviço foi entregue. Será que expectativa e entrega estão alinhadas? Será que durante essas dezenas (ou centenas) de interações, os resultados são satisfatórios e geram no paciente a sensação de que o serviço, de fato, gera mais valor? Os momentos da verdade não são uma formalidade teórica a respeito dos serviços: eles são o serviço. Sempre que as interações dão certo, a percepção de qualidade aumenta e a marca se fortalece. Porém, sempre que elas dão errado, por qualquer que seja a razão, a insatisfação é garantida e o arranhão à marca também.

DICA 8

UMA MARCA NÃO É APENAS PARA SER LEMBRADA

É muito comum, especificamente quando se está no meio publicitário (e quando se pensa a construção de marca unicamente pelo aspecto da comunicação), a associação entre marcas fortes com marcas que são muito lembradas. Por esse raciocínio, quanto mais conhecida é a minha empresa, mais poderosa se torna a sua marca. Todavia, essa é uma meia-verdade. As marcas mais fortes, que são reconhecidas pelo público como mais valiosas e que conseguem construir "patrimônio de marca" e uma reputação ao longo dos seus anos de atuação, não chegaram a esse resultado apenas por serem mais conhecidas.

Quando pensamos a construção de marca unicamente pela ótica da comunicação, o raciocínio mais linear nos leva a imaginar que "construo uma marca forte quanto mais consigo fazer com que as pessoas conheçam essa marca". Porém, o fato de ser mais conhecida não necessariamente a torna forte. O exemplo mais simples disso é que muitas empresas podem ser incrivelmente conhecidas, mas pelos motivos errados, gerando associações não muito positivas para si mesmas (algumas até bem difíceis de serem superadas). Portanto, aquele ditado típico do meio publicitário (e no qual muitos profissionais acreditam até hoje) – "Falem mal, mas falem de mim" – não poderia estar mais enganado. Na verdade, falar mal sobre sua marca é muito pior do que não falar.

É legítimo pensar que uma marca forte precisa, também, ser uma marca conhecida entre o público. Entretanto, ela precisa ser conhecida pelos motivos corretos, por associações positivas e, ainda, por fatores que reforcem o seu posicionamento. Indo além das conexões "indevidas" que podem ser criadas entre uma empresa e o imaginário do público, existe um ponto muito mais elementar, que estaria resumido na palavra relevância. Então, se uma marca é forte quando gera relevância ou alcança o status de "marca relevante", ser conhecido não necessariamente leva uma empresa a se tornar relevante. Portanto, se não preciso necessariamente ser conhecido, mas preciso ser relevante, possivelmente devo pensar a estratégia da empresa para que ela atinja o público certo.

Há muitas empresas que são conhecidas, mas pelos motivos errados. São conhecidas por associações prejudiciais para sua imagem e para sua reputação. Mesmo que em alguns casos não sejam associações necessariamente negativas, elas não geram valor e vantagem competitiva. Tornar uma marca forte pode significar, sim, torná-la mais conhecida pelos motivos certos e entre as pessoas certas – aquelas que enxergam valor naquele produto ou naquele serviço oferecido dentro do seu escopo de atuação.

É equivocado pensar que as marcas mais valiosas hoje são valiosas unicamente por serem conhecidas. Não estamos aqui passando "atestado de ingenuidade" ao afirmar que o nível de conhecimento sobre uma empresa (ou marca) não tem importância. Ser "famoso", ter notoriedade entre o público e ampliar esse alcance sempre ajuda. Ser reconhecido, no entanto, também é muito importante.

Por isso, é fundamental que a marca seja contextualizada nos parâmetros adequados. Se a estratégia de um serviço em saúde para ampliar a sua marca estiver focada unicamente em tornar-se mais conhecida e visível a todo custo, os resultados podem ser incrivelmente deturpados. Muito mal comparando, seria como pegar uma dessas celebridades instantâneas de internet ou oriundas de *reality shows*, e comparar com um artista que tenha décadas de profissão e um histórico fantástico de grandes atuações. A celebridade instantânea da internet é conhecida, momentaneamente, mas não consegue criar pilares que sustentem uma boa reputação ou que garantam uma vantagem competitiva em relação a outros. Se citarmos nomes como Fernanda Montenegro, Lima Duarte ou Tarcísio Meira, ninguém duvida da competência e técnica desses profissionais. Eles não são apenas conhecidos: são reconhecidos. Essa mesma dinâmica pode ser aplicada no universo das marcas.

A visibilidade momentânea é só uma casca, pois não tem consistência nenhuma nem reverbera no entendimento do público como algo de valor. É preciso haver sustentação, embasamento e solidez para aquilo que está sendo oferecido ao cliente. A partir disso, fica muito mais fácil entender que a marca forte possui ao seu redor uma série de princípios e elementos que lhe dão sustentação. Assim, o raciocínio da comunicação apenas para se mostrar e fazer com que o nome do negócio chegue mais longe não necessariamente agrega valor.

Talvez em outros segmentos, a lógica meramente publicitária tenha alguma aplicabilidade e até gere resultados interessantes. Porém, do ponto de vista de serviços em saúde (e como toda a tese deste livro é de que a marca é resultado de um esforço gerencial e não de comunicação), o esforço em comunicação fará sentido em se tratando de alguns objetivos específicos (atrair clientes de uma determinada região, tornar o negócio conhecido para determinado público-alvo etc.), mas terá pouco impacto na construção da marca em si, pois não será capaz de gerar impacto direto na experiência que o paciente tem junto ao serviço.

Para fechar essa dica, vale destacar que, ao entendermos essa atuação complementar da comunicação, não estamos reduzindo a sua importância, mas apenas dando-lhe o direcionamento correto. Todas as ações para tornar o consultório, clínica ou hospital mais conhecido podem gerar grandes resultados, desde que não fixem seus objetivos apenas na "casca" do efeito de "ser conhecido", mas, sim, caminhem na construção de uma relevância, no sentido de mostrar os diferenciais, as vantagens e os valores gerados para os seus pacientes.

Quando a comunicação se torna um fim em si mesma, ela tem pouco ou nenhum impacto para a construção da marca, principalmente na esfera dos serviços em saúde. E se não há aplicabilidade real, ela se torna uma ferramenta onerosa, tanto do ponto de vista financeiro quanto legal, já que a publicidade na área médica é bastante regulamentada no Brasil.

#ficaadica

Na prática

Procure sempre fazer uma análise crítica de tudo aquilo que está sendo feito pela sua marca: os esforços voltados apenas para gerar mais conhecimento sobre o seu trabalho são importantes, mas questione-se sempre a respeito da relevância. Será que todas as ações empreendidas são capazes de construir essa relevância junto ao público (e a relevância não é um pastel de vento: ela precisa ser experimentada na prática!)? Melhor realizar menos ações com foco na relevância do que investir dinheiro em ações de maior porte com o objetivo de se tornar muito conhecido. Ser mais conhecida não faz da sua marca relevante, a apenas torna mais conhecida.

DICA 9

PENSE NAS ASSOCIAÇÕES DIRETAS E INDIRETAS COM A SUA MARCA

Na dica anterior, falamos sobre ser conhecido e sobre a crença equivocada de que uma marca mais "famosa" automaticamente se converte em uma marca mais forte. Como, por muito tempo, todo o trabalho de *branding* esteve muito mais restrito à área de comunicação, é natural que os esforços mais elementares em *branding* sempre estejam ligados a esses aspectos. No entanto, como já vimos, essa não é a melhor saída quando tratamos de serviços em saúde. Porém, ainda assim, fica claro que uma boa estratégia de *branding* precisa estar ancorada em elementos que lhe deem sustentação. Um dos pontos mais fundamentais ao trabalhar na gestão de uma marca é entender (e gerenciar) o conjunto de associações que ela carrega.

Na verdade, a atitude correta em relação ao processo de planejamento e construção de uma marca é pensar e estruturar quais associações são bem-vindas a essa marca. Será que algum dia paramos para listar quais associações pretendemos gerar junto ao nosso negócio? Quando falamos em associações, em um sentido muito prático, queremos entender o que o paciente lembra ao visualizar a sua marca.

Esse é um processo que mostra o quanto uma marca pode ser rica e valiosa, pois, na verdade, o valor de uma marca está muito mais ligado à quantidade de símbolos e significados "lincados" a ela do que, de fato, ser conhecida. Também mostra maior grau de maturidade da estratégia de construção de marca, quando superamos um estágio e senso comum inicial de que o nome do negócio deve ser cada vez mais conhecido, para um raciocínio mais apurado de que o nome do negócio deve carregar mais significado.

Algumas marcas podem ser muito conhecidas, porém, quando realizamos um simples exercício para listar todas as associações que ela possui, o resultado pode ser desastroso. Esse "desastre" não significa necessariamente que as associações encontradas foram negativas. Talvez o fato de não existirem muitas associações também seja preocupante, pois acaba indicando claramente que a empresa, apesar de "atingir" o público de alguma maneira (existe consciência do público sobre a marca), não consegue imprimir nenhum significado, sensação ou experiência junto a ele. Justamente por essa razão, precisamos pensar seriamente sobre as associações diretas e indiretas que uma marca carrega.

Uma regra simples em relação a esse tema pode ser usada como parâmetro na hora de analisar a marca de um negócio qualquer: quanto mais a empresa é lembrada apenas por aquilo que vende ou pelo serviço que presta, mais "pobre" simbolicamente ela é. Talvez muitos questionem: se alguém é conhecido por aquilo que vende, isso seria algo positivo, certo? Esse raciocínio, no entanto, não leva em consideração o fato de que ser conhecido pela atividade que exerce não agrega nenhum valor adicional ao profissional ou ao negócio. Isso deveria ser o básico, não? Portanto, ser lembrado apenas pelo básico que é entregue mostra com clareza que o público possivelmente não consegue enxergar outras associações, porque não se recorda, não consegue fazer o *link* ou simplesmente porque tais associações não existem ou nunca foram trabalhadas dentro do projeto de *branding*.

Partindo dessa premissa, podemos estabelecer uma segunda regra como parâmetro: quanto mais significado e apelo simbólico, mais força uma marca carrega. Isso nos ajuda a reforçar o primeiro ponto, de que apenas ser conhecida, mas não possuir significado que gere relevância, fará pouca diferença na percepção do público.

Quando uma marca é bem construída e bem elaborada, mais peso simbólico terá, mais significado e associações subjetivas existirão (e não apenas associações objetivas, como o *link* sempre com sua atividade-fim). Essas associações se multiplicam na medida em que a marca se fortalece e constrói uma imagem na mente do público. Lembra que a marca de um nome e/ou símbolo carrega mais significado que ele próprio? Gerenciar bem esse ativo significa construir mais valor e referencial simbólico agregado a ela.

Vamos fazer um exercício rápido para mostrar o poder das associações: pense em uma marca agora, qualquer uma. Liste tudo o que vem a sua cabeça em relação a essa marca. Quanto mais rica ela for em termos de significado e de associações, mais palavras você consegue colocar no papel. Se você conseguir colocar 20 palavras no papel e todas essas 20 forem associações efetivamente positivas, possivelmente você está diante de uma empresa que já tem um patrimônio de marca acumulado.

Porém, se você pensar pela ótica da dica anterior, das pessoas que pensavam na marca como apenas um nome para ser conhecido, essa lógica cairá por terra. Um nome pode ser conhecido, mas não ter necessariamente muitas associações. Se você fizer o mesmo exercício com uma marca que tenha sido trabalhada pelo mesmo princípio (apenas ser mais conhecida), o resultado será diferente. Será mais difícil fazer as associações, além de elas serem muito mais objetivas e concretas, ligadas àquilo que a empresa efetivamente oferece e a sua estrutura.

Isso não é necessariamente um problema (o fato de as associações serem mais concretas), mas gera um desafio em médio prazo, pois as associações concretas se esgotam com mais rapidez e facilidade, além de criar uma dificuldade do ponto de vista estratégico, já que essas associações, justamente por serem objetivas, podem ser facilmente copiadas pela concorrência. Logo, elas não traduzem para a sua marca uma vantagem competitiva verdadeira.

Por isso, chegamos à conclusão de que essa marca não tem um aparato simbólico tão bem construído quanto a primeira. Ela pode estar muito ligada a aspectos técnicos, então, as únicas associações construídas na mente do consumidor estão ligadas àquilo que a empresa vende de fato. Ela não transmite nenhuma associação, nenhum sentimento, nada. Em termos de *branding*, podemos dizer que essa marca é pobre em associações. O mesmo exercício vale em termos de planejamento de sua marca. Procure identificar que associações são feitas hoje em relação ao seu negócio. Tente imaginar pelos olhos do seu paciente.

Se as associações são muito diretas e muito técnicas, o que não necessariamente é ruim, mostra que ainda há espaço para a marca se expandir, que há coisas para serem trabalhadas. Por exemplo: se uma clínica trabalha com determinada especialidade e a única coisa que remete a ela é um tratamento relacionado, talvez haja oportunidade para gerar mais valores em termos de segmentação de público-alvo, confiança, lealdade e reputação ou referente a um nicho de atuação. Ou seja, há espaço para uma estratégia de *branding* que agregue mais valor e gere para o público uma percepção diferenciada do "pacote" de benefícios que a sua marca oferece.

Procure fazer esse exercício com qualquer marca que seja admirada. Depois, repita o mesmo procedimento com marcas conhecidas, porém não tão admiradas. Por fim, tente listar as associações com marcas desconhecidas ou desprestigiadas. O resultado será revelador, mostrando com clareza as empresas que possuem uma estratégia sólida de *branding* e aquelas que trabalham a construção de marca como um apêndice da comunicação.

No momento de pensar estrategicamente na marca do seu próprio negócio, procure listar as associações que já existem (positivas e negativas) e as desejadas. Isso dará um norte muito claro das ações que precisam ser construídas, tanto em nível gerencial, quanto às ações de comunicação. Aí, sim, estamos trabalhando o *branding* de forma realmente estratégica.

#ficaadica

Na prática

Procure enumerar todas as associações existentes sobre a sua marca, tanto as boas quanto as ruins. Procure identificar grupos simbólicos maiores as quais essas associações pertencem. Como na brincadeira de ligar pontos, ao tentar conectar o máximo de "pontos de associação" da sua marca com outras ideias e significados existentes, o saldo é positivo? Ainda que muito positivo, ele está convergente com o projeto de marca que está sendo construído? Lembre-se que, em última instância, sua marca será o que as pessoas associarem a ela. Após mapear todos os *links*, deve-se pensar em maneiras eficientes de gerar as associações corretas (ou aquelas que são, de fato, desejadas no seu projeto de *branding*).

DICA 10

PENSE EM COMO AS PESSOAS ACESSAM A SUA MARCA

Uma coisa importante dentro do processo de construção de marca tem relação direta com os pontos de contato entre as pessoas que utilizam o serviço em questão e como eles são gerenciados. Como temos falado desde o início deste livro, é muito comum que as pessoas olhem o processo da construção de marca unicamente pelo aspecto da comunicação. Quando isso acontece, pontos de acesso que, na verdade, são fundamentais para a percepção de qualidade por conta do cliente, acabam sendo desconsiderados ou deixados em segundo plano.

Vamos enumerar alguns momentos em que o consumidor acessa um serviço: o momento em que ele estaciona o carro próximo a sua clínica ou quando busca no Google pelo nome do médico ou, ainda, quando entra em uma rede social para buscar o perfil do profissional de Saúde ou do consultório ou, em um exemplo ainda mais básico, quando alguém liga para buscar uma informação. Em todas as situações relatadas, o paciente está entrando em contato com o serviço e com a marca (lembra da dica sobre os momentos da verdade?).

Contudo, nesses pontos de acesso, o público ainda não está dentro do serviço propriamente, mas, sim, buscando informações e/ou elementos que reforcem sua expectativa a respeito daquilo que será contratado ou, ainda, reduzam a incerteza sobre a qualidade (falamos também sobre a incerteza da compra e o papel das marcas nesse processo, ainda na primeira parte deste livro).

Seguindo o processo natural de tomada de decisão para comprar alguma coisa ou contratar um serviço, o consumidor, ao acessar a sua marca pela internet, por redes sociais, presencialmente ou por telefone, estaria tanto buscando informações a respeito quanto analisando as alternativas existentes. Logo, esses pontos de acesso são fundamentais, porém, quase sempre desconsiderados nos planejamentos de comunicação tradicionais, que tendem a focar naquilo que poderíamos classificar como "comunicação oficial" de uma marca (o que inclui tudo o que é formalmente constituído como peça de comunicação, indo do cartão de visita e todo o material de papelaria até postagens de autoajuda para as redes sociais).

A comunicação oficial, no entanto, quase sempre está estruturada para dialogar com o cliente que já "entrou" na sua estrutura de atendimento, pelo menos no caso dos serviços em saúde. Ao mesmo tempo, esse olhar básico sobre o processo de construção de imagem junto ao público não estabelece uma medida para os pontos em que a marca é acessada antes que o paciente esteja dentro do seu ciclo de atendimento. No jargão digital, esses pontos podem ser chamados de momentos da verdade zero (ZMOT – *zero moment of truth*), pois dizem respeito justamente àquilo que o usuário encontra quando faz uma busca pelo seu serviço na *web*. Porém, não queremos nesta dica focar apenas nos pontos de acesso digitais, pois existem outros que estão fora do espectro da *web* e são igualmente importantes.

Quando conseguimos entender como o paciente acessa o nosso negócio (e a nossa marca), podemos pensar em estratégias para estruturar esse acesso e até mesmo ajudar o consumidor a encontrar as informações das quais necessita. Sem falar que aumentam as chances de gerenciar a percepção que é gerada em cada uma dessas situações, buscando garantir que sejam sempre as melhores impressões possíveis.

Para não restar dúvida se os pontos de acesso a sua marca estão sendo gerenciados ou não, só existe um caminho: mapeá-los. Procure responder algumas questões: como os pacientes acessam o seu negócio? Quais canais são utilizados? Onde eles buscam informações a respeito? Em quais desses pontos de acesso existe a possibilidade real de interação e como isso é gerenciado hoje?

A partir das respostas encontradas, podemos ter uma visão maior sobre como o paciente chega ao serviço de saúde em questão, que tipo de informação ele encontra, que tipo de interação ele tem, como é conduzido esse diálogo e que caminhos podem estar servindo de gargalos (impedindo que mais pessoas se aproximem da empresa) ou criando uma percepção negativa (de fato gerando um afastamento do público, na medida em que ressalta algum aspecto muito negativo ligado ao serviço oferecido).

A lógica pensada aqui é totalmente similar àquilo que já foi dito sobre os momentos da verdade. Quando entendemos e gerenciamos os caminhos que os clientes percorrem para chegar até uma empresa, fica bem mais fácil pensar em soluções e propostas para garantir que esse trajeto seja o mais confortável e convidativo possível. Não se consegue gerenciar bem uma marca sem ter um mapa completo que indique como as pessoas a acessam.

Sem o esforço de mapear e entender como os pacientes acessam o serviço de saúde, torna-se quase impossível prosseguir, pois todas as decisões sobre o tipo de estratégias e quais abordagens utilizar estão fadadas a um eterno jogo de tentativa e de erro. Em algumas situações, inclusive, é possível identificar pontos de acesso que, não rendendo bons frutos, possam ser eliminados. Talvez a clínica tenha um perfil em uma rede social que hoje está sendo pouco acessada. Em vez de manter esse ponto de acesso à marca que não está sendo olhado com cautela, uma alternativa pode ser descartá-lo, focando, assim, nos pontos onde o volume de acessos é maior (e onde a marca poderá dispensar mais atenção e energia).

O gestor responsável deve ponderar, contudo, sobre qual o papel de cada ponto de contato com a marca, entendendo que alguns não são "descartáveis", sendo responsáveis por um grande fluxo de pacientes e de interação: por exemplo, o telefone.

O mesmo raciocínio vale para a esfera digital: talvez hoje a sua clínica ainda não tenha um site e até o perfil dos pacientes direcione para uma irrelevância desse tipo de plataforma para eles. Mas será que essa é uma postura recomendada?

Em médio prazo, não é plausível acreditar que mais pessoas acessarão a sua marca pela *web* e encontrar um bom site durante essa busca resultará em uma boa percepção da sua marca?

Com certeza, encontraremos muitos exemplos de serviços que ignoram alguns desses aspectos e, ainda assim, seguem gerando resultados razoáveis. No entanto, é possível mensurar o quanto eventualmente se perde por não dar a devida atenção a esses pontos de acesso? E se a marca é um reflexo direto do valor percebido pelo paciente, não estaríamos gerando menos valor quando ignoramos alguns desses aspectos?

Lembre-se que a marca deve refletir a mesma imagem, independentemente do ponto de contato que está sendo acessado: quando um falha, todos os demais sofrem com isso, pois se tornam passíveis de questionamento ("talvez a marca não seja tão confiável", "talvez esse profissional não seja tão bom", "talvez esse serviço não seja tão sério"). Se a proposta de valor se torna passível de ser questionada, o impacto é sentido diretamente no preço cobrado, que também será questionado. Não havendo diferencial percebido, torna-se impossível tornar mais valiosa a hora de trabalho do profissional de Saúde.

Por isso, esses pontos, que parecem em algumas situações não ter a menor importância, não podem ser menosprezados, se queremos construir um serviço de saúde com uma marca forte e que agregue mais valor. Quando o paciente faz uma busca e encontra resultados satisfatórios, estamos solidificando a marca do serviço. E quando ele consegue fazer contato, agendar uma consulta ou tirar uma dúvida, além de ser mais um ponto positivo na construção dessa percepção, estamos também gerando uma grande vantagem operacional, pois desafogamos o seu atendimento presencial ou via telefone.

Mapear bem os pontos de acesso à marca também garantirá uma execução melhor das ações formais de comunicação. Certamente, essas vias serão muito mais úteis para estabelecer alguns diálogos com o público do que as vias de comunicação tradicionais, que além de mais regulamentadas, a cada dia perdem mais efetividade, já que as pessoas tendem a desconsiderá-las ou encará-las como irrelevantes. Enquanto isso, os pontos de acesso que garantem uma interação mais próxima e dialógica entre marca e pacientes geram muito mais relevância e engajamento.

Como podemos ver, esses pontos de contato são os verdadeiros canais para a construção de marca em serviços de saúde. Por isso, a importância de mapeá-los. Mapeando todas essas etapas, o gestor será capaz de entender onde e como o público busca mais contato com o serviço (e com a marca, por tabela). Sendo bem gerenciados, os pontos de acesso se transformam em pilares de sustentação para a marca.

#ficaadica

Na prática

Como seus pacientes chegam até a sua clínica? O caminho trilhado até o seu serviço é o ideal ou está no campo daquilo que é possível no momento? Procure refletir se os pontos de acesso a sua marca são condizentes com os valores e as associações que ela pretende refletir junto ao público. O caminho até a sua oferta serve também para construir a expectativa dos pacientes em relação a ela. Compreender essas formas de acesso e tentar trabalhá-las a seu favor é uma parte importante do processo de construção de marca. Faça uma análise crítica de todos os pontos de acesso. Todos são necessários? Eles refletem o que a sua marca representa? O quanto você é capaz de gerenciá-los? Por mais que algumas dessas perguntas gerem respostas por vezes inconvenientes, é necessário encará-las de frente.

DICA 11

PENSE NO RELACIONAMENTO COM O SEU PACIENTE

Nessa dica, trataremos de diálogo entre marca e pacientes. Enquanto nas dicas anteriores falamos sobre momentos da verdade e pontos de acesso à marca, agora daremos mais atenção aos esforços de comunicação para a construção de relacionamentos positivos. Repare que não estamos falando de todos os esforços de comunicação. Em boa parte da literatura sobre marketing e negócios de maneira geral, quando o tema comunicação é abordado, as ferramentas e o enfoque dado quase sempre é promocional: ações publicitárias, de relações públicas ou mesmo de marketing direto são pensadas e estruturadas no sentido de promover o serviço, a marca e/ou suas qualidades.

O esforço promocional costuma ter papel decisivo dentro das estratégias empresariais e dos planos de marketing porque ele garante que os estímulos certos cheguem às pessoas corretas. Porém, sua dinâmica quase sempre está associada a estímulos gerados em relação àquilo que está sendo oferecido. Uma estratégia de comunicação tradicional se baseia no modelo AIDA (atenção, interesse, desejo e ação) para capturar a atenção do público-alvo e, assim, direcioná-la ao longo do ciclo de ações. Quando tudo dá certo, o consumidor chega à última etapa (ação) e compra a mercadoria. No mundo do consumo tradicional, essa dinâmica faz todo o sentido: a empresa tem algo para vender. Ao montar suas ações de comunicação, ela precisa encontrar maneiras de chamar a atenção, despertar o interesse do público para a sua oferta, gerar desejo e, por fim, incentivar a pessoa a uma ação (notadamente, comprar).

Porém, a dinâmica que se aplica na comunicação dos bens de consumo costuma não gerar o mesmo efeito no universo dos serviços, cuja contratação não se dá por desejo ou por impulso (como quase todos os serviços ligados ao campo da Saúde) e, sim, por necessidade. Se a lógica promocional não surte o mesmo efeito em serviços de saúde, que opções restam quanto aos esforços de comunicação?

A resposta está na construção de relacionamentos e vínculos fortes com os pacientes. Enquanto o universo dos bens de consumo depende de estímulos para atrair a atenção e comunicar diferenciais, a esfera dos serviços, por suas características abstratas já discutidas na primeira parte deste livro, demanda a construção de um nível de confiança entre as partes: prestadores e clientes. Nesse ponto, a comunicação visando ao diálogo e sem o foco no promocional ganha força. Quando a marca precisa conquistar a confiança e gerar credibilidade, as ações de comunicação tradicionais costumam ter um efeito reduzido, pois são, em essência, mensagens claramente interessadas.

Não há como comparar a força de dois impactos distintos: de um lado, um vídeo promocional sobre uma clínica ou um prestador de serviço. De outro, a empatia e o nível de humanização nas políticas de atendimento dessa mesma clínica ou serviço. Por mais que haja um investimento alto na primeira, não há dúvidas de que a segunda é bem mais efetiva quando o assunto é gerar, de fato, um vínculo de credibilidade e confiança junto ao público. É natural: espera-se da publicidade e de outras ferramentas de comunicação essencialmente promocionais que mostrem sempre o melhor, em um constante esforço de convencimento. Porém, quando estamos falando do relacionamento entre empresa e cliente, ficam bastante claros os pontos que realmente são levados em consideração pela prestadora de serviços e quais ficam apenas na "promessa".

Talvez na esfera dos produtos, o relacionamento seja parte importante, mas divide o seu peso com outros esforços de comunicação. Em serviços de saúde, por outro lado, o relacionamento construído ao longo do ciclo de atendimento com os pacientes representa mais de 90% da percepção que será construída sobre a marca em questão. Então, é preciso pensar nos processos referentes ao relacionamento: só assim teremos a exata noção se nosso paciente está construindo um relacionamento positivo ou negativo com a marca. Um diálogo positivo sempre estará ligado a bons processos de atendimento em cada ponto de contato com a marca e em cada momento da verdade.

E o que seria um bom processo? A maneira mais eficaz de definir um bom processo está na sua capacidade de atender as necessidades do cliente no momento em que ela se apresenta, gerando mais valor para ele, facilitando a sua vida e, de preferência, gerando o mínimo de estresse e de preocupação durante o fato. Por contraposição lógica, o que seria um mau processo? Um processo em que o paciente perde tempo e não consegue resolver nada daquilo que havia sido planejado para ser resolvido ou, ainda, quando os resultados são muito aquém do esperado.

Por isso, o relacionamento com o público pode ser entendido em parte como um esforço de comunicação, mas também como responsabilidade imediata da gestão de atendimento dentro da estrutura do serviço. Esse olhar bipartido é fundamental para que os momentos (os pontos de contatos que falamos na dica anterior) funcionem da maneira correta e construam a imagem positiva e o vínculo de confiança. Com isso, chegamos a outro aspecto importante sobre a construção de marca em serviços de saúde, que é a humanização do atendimento.

Talvez exista a percepção no senso comum de que o bom atendimento é uma questão de sensibilidade, o que varia de pessoa para pessoa. Isso nos levaria a uma falsa constatação de que ter um bom atendimento está além de gerenciar bem e estabelecer bons processos, pois, em se tratando de uma habilidade pessoal, os processos seriam ineficazes, sempre que a equipe de atendimento se mostre "insensível" ao tema. De fato, nem todos servem para tarefas que lidam diretamente com o público. Porém, é um erro acreditar que os bons processos de atendimento prescindem de um protocolo bem definido e podem ser tratados de forma particular por indivíduos que tenham um bom "jeito" para dialogar com as pessoas.

Não pretendo aqui esgotar o tema atendimento, até porque ele sozinho renderia um livro (consulte as referências bibliográficas para algumas dicas de leitura interessantes sobre esse tema), mas podemos resumir: é preciso encontrar um meio-termo entre os protocolos de atendimento e a sensibilidade para adaptar os processos para as necessidades de cada paciente. A linha é tênue, separando um processo engessado (que pode resultar na robotização do diálogo com o público) de um caótico (onde cada um faz o que considera melhor para a ocasião, na medida em que tenta adaptar-se às necessidades do cliente). Então, qual seria a solução?

É preciso elaborar um protocolo de atendimento e de diálogo para que as pessoas que atuam na linha de frente saibam como proceder e em quais situações adotar determinadas condutas. Tudo isso precisa ser mapeado, até para que os profissionais que desempenham essas funções e as pessoas encarregadas de gerenciar esses pontos de contato entendam qual é a melhor forma de proceder.

No entanto, também é preciso entregar certo grau de autonomia para que a equipe possa fazer ajustes necessários durante a rotina de atendimento. Nesse ponto, de fato dependemos de uma característica pessoal ligada à capacidade de se colocar no lugar do outro, a chamada empatia. Indivíduos dotados de empatia e que sejam orientados por processos bem estruturados, com certeza, terão as melhores condições para construir diálogos altamente positivos com o público. Assim, o relacionamento torna-se efetivo.

Nos tempos atuais, essa construção acontece tanto presencialmente quanto à distância, via ferramentas de comunicação tradicionais ou digitais. Então, quando falamos em relacionamento, é preciso ter uma preocupação tanto com aquele que é construído na recepção do consultório ou da clínica, quanto aquele que pode ser estabelecido por telefone ou, ainda, por aplicativos, como o WhatsApp, ou por redes sociais. Em cada uma dessas conversas, o processo deve gerar acolhimento e valor para o paciente. A sensação de que a sua questão importa é fundamental para que o paciente se sinta acolhido e, assim, ganhemos sua confiança.

Para estruturar melhor esse relacionamento com o público, podemos pensá-lo a partir de duas esferas: em um primeiro momento, depois de mapear os pontos de contato, é fundamental desenhar os processos – o passo a passo de como o cliente será direcionado de um ponto a outro da estrutura de serviço. No segundo momento, a partir do ponto em que temos os processos definidos, é fundamental estabelecer o tom de diálogo que será adotado em cada caso com esse mesmo paciente.

Podemos estar falando, nesse caso, tanto de uma resposta automática a determinada demanda por e-mail ou de uma mensagem em uma plataforma de redes sociais. Também pode ser uma referência para determinadas situações que aconteçam dentro da sala de espera ou durante algumas ações que antecedem o contato direto com o especialista. De uma forma ou de outra, ao estabelecermos a rotina para o processo de atendimento, também precisamos estabelecer o tom de como esse diálogo será conduzido. Esse tom reflete o posicionamento institucional da empresa e da sua marca.

Por isso, é impossível separar uma etapa da outra: mapear os pontos de contato, definir os melhores processos em cada ponto e definir o tom de diálogo são passos específicos dentro de uma mesma linha de ação, visando ao melhor resultado no relacionamento com os pacientes.

Outro aspecto importante é que esse conhecimento sobre a melhor forma de atender e se relacionar será sempre uma construção baseada na experiência. Por mais que todo o trabalho de mapeamento e de desenho dos protocolos de atendimento seja feito com muita seriedade e competência, é o dia a dia com o público que dirá se o formato adotado gera os resultados desejados ou não. Por mais que os roteiros estejam pré-estabelecidos e uma linha de diálogo pré-montada para atender o consumidor, cada situação será única, pois os pacientes são únicos. Além disso, algumas variáveis são imprevisíveis, tanto na parte dos processos em si, como na parte do tom do diálogo que será mantido.

É importante falar sobre o diálogo, pois, em todos os canais, seja um site, um aplicativo, um atendimento telefônico ou presencial, a percepção do consumidor deve ser homogênea e a maneira de conduzir a conversa, a mesma. Não cabe um tom sóbrio em uma esfera e um descontraído em outra. Essa contradição acaba sendo mais comum do que imaginamos, especialmente em tempos de plataformas digitais em alta, quando muitos tentam se inserir dentro desse contexto replicando a postura que marcas de outros segmentos adotam, mas sem o devido planejamento (e discernimento sobre a melhor conduta para a sua própria marca).

O mais comum é que serviços de saúde e os próprios profissionais criem seus perfis e páginas em redes "da moda" e acabem por fazer o que todos fazem: postagens "engraçadinhas", edificantes ou de autoajuda. Não há nenhum erro *a priori* nesse tipo de conduta, desde que ele esteja dentro do seu planejamento de marca. Porém, se não existe tal planejamento, como podemos nos assegurar de que essa linha de diálogo é a mais adequada para uma determinada marca e para seu público?

Não pode haver tons conflitantes, divergentes entre um ponto de contato e outro. Depois de mapear os pontos de contato, estabelecer os melhores processos em cada um e estabelecer um tom de diálogo, o relacionamento poderá ser verdadeiramente trabalhado. Já parou para pensar em como é o relacionamento entre a sua marca e os seus pacientes? Esse é o questionamento inicial.

#ficaadica

Na prática

O diálogo com o paciente está no centro de qualquer estratégia de *branding* em Saúde. Então, é preciso monitorar, estabelecer rotinas de atendimento e sempre reavaliar se os resultados gerados estão dentro do esperado. Não espere encontrar qualquer tipo de fórmula nesse campo, afinal, lidar com seres humanos sempre pode resultar em experiências totalmente inesperadas. Porém, é preciso refletir se a maneira como o relacionamento é conduzido durante todo o ciclo de atendimento reflete os elementos e as simbologias da marca. O serviço em saúde é fruto desse relacionamento. Por isso, a maneira como a interação acontece não pode ficar a critério de cada colaborador: todos devem falar a mesma língua, pois todos representam uma única marca. Então, arregace as mangas e invista um tempo para monitorar como o diálogo acontece hoje e para rascunhar um projeto de relacionamento que garanta uma percepção melhor da sua marca. Essa deve ser uma preocupação constante daqui por diante.

DICA 12

PENSE NAS DIFERENTES PERCEPÇÕES DE QUALIDADE EM RELAÇÃO À PRESTAÇÃO DE SERVIÇO

Quando falamos em qualidade, muitos acreditam em uma definição fundamental para o termo. Algo como: "isso representa a qualidade e ponto final", não cabendo qualquer discussão e juízo de valor sobre o que representa qualidade (ou a ausência dela). Na realidade, qualidade é um tema altamente subjetivo e que pode sofrer grandes variações, dependendo dos fatores envolvidos nessa construção.

Apesar disso, o tema sempre sofre com as inúmeras generalizações das quais costuma ser vítima. Logo, ninguém duvida que, para qualquer negócio, a qualidade seja um fator importante. Porém, poucas vezes a empresa e seus gestores se debruçam sobre a própria definição de qualidade em si ou, ainda, sobre qual prisma a qualidade será trabalhada em seus estabelecimentos. Isso porque existem diferentes visões e percepções da qualidade dentro de uma mesma prestação de serviço.

Lembre-se de uma das características mais fundamentais em um serviço: ele acontece na medida exata em que é consumido. O serviço de saúde é produzido ao mesmo tempo em que é prestado para o paciente. Se a participação do paciente é parte desse processo de construção, podemos afirmar que o resultado é sempre também o desfecho da interação entre essas duas partes: prestador e beneficiário.

Isso nos leva a um outro ponto, pois o serviço não poderá ser 100% padronizado, sempre estando "refém" do nível de participação da parte que, por definição, não é fixa dentro da estrutura de atendimento. Em outras palavras: estamos falando de cada paciente, que é único, gerando também uma entrega de serviço que será única (resultado direto da interação entre ele e os prestadores).

Partindo da ideia de que qualidade, em linhas gerais, pode ser definida como a entrega daquilo que foi proposto ao público quando ele contrata o serviço, podemos entender que, para ter uma definição mais exata sobre o conceito, precisamos saber qual é a expectativa do cliente quando busca o prestador. Ou seja, a qualidade não é um conceito fixo (embora ela possa ter alguns definições e parâmetros gerais), pois está intimamente ligada com o nível de expectativa daquele que busca o atendimento e cada indivíduo trará suas próprias nuances e enfoques para a sua percepção de "qualidade".

Em última instância, só podemos definir corretamente qualidade quando conhecemos o nosso público-alvo, o que garante ao gestor as condições para administrar melhor as expectativas. A noção de qualidade depende do perfil de paciente que recebemos em nosso consultório ou clínica. Logo, essa definição não é fixa e, sim, flutuante. Porém, a partir do momento em que entendemos com mais profundidade o nosso público, fica também mais fácil tomar decisões para melhorar o serviço.

Possivelmente, o aspecto mais prejudicial em relação a essa tomada de decisão está na crença de que qualidade é algo fixo e não mutante. Quando partimos do pressuposto de que oferecer qualidade é seguir um conjunto de regras fixas, que valem para todos, estamos desconsiderando a heterogeneidade do serviço, um dos aspectos mais importantes da gestão em Saúde. O serviço se torna absolutamente heterogêneo porque ele é resultado direto da interação entre diversas pessoas, que podem ser divididas de forma simplista em dois grandes grupos: prestadores e beneficiários.

Na gestão de uma clínica, o grupo dos prestadores pode ser encarado como fixo (afinal, os funcionários e os médicos não mudarão com muita frequência). Contudo, o outro grupo é totalmente flutuante (os beneficiários, ou seja, os pacientes). Acreditar que há uma fórmula que servirá a todos os clientes é uma visão ingênua sobre a gestão de qualquer tipo de atendimento.

Na segunda dica deste livro, falamos sobre público-alvo: é importante que tenhamos uma noção das características principais daqueles que compõem o nosso grupo de pacientes. Uma das tarefas mais críticas na gestão de qualquer tipo de projeto está em fazer escolhas. Faz parte do dia a dia da condução de um negócio ter que decidir entre diversas opções. Seja por questões financeiras, operacionais ou contextuais, as escolhas são quase sempre difíceis, pois resultam da opção por uma medida, enquanto outra fica de lado ou é desconsiderada por completo.

Se as escolhas são parte integrante do processo de gestão, acreditar que existem escolhas universais para todos os perfis de paciente soa como acreditar em uma fantasia infantil. Por isso, é tão crítico o processo de definição do público-alvo. É a partir dessa definição que as escolhas poderão ser feitas com mais consciência e garantias de que foram as melhores decisões para o negócio.

Portanto, a qualidade só é de fato "qualidade" quando parte do ponto de vista do grupo de pacientes: quando eles se sentem prestigiados, beneficiados e acolhidos ou recebendo algum valor. O conceito de qualidade é subjetivo e está atrelado a esse ponto de vista. Mesmo assim, com todos os cuidados, ainda será impossível chegar a um nível de proximidade que permita um atendimento customizado, "*tailor made*" para cada indivíduo (mesmo fazendo parte de um mesmo grupo, com algumas características comuns, determinadas questões serão sempre individuais e, nesse sentido, será mais complicado agradar a todos).

O cliente está sempre no centro de uma estratégia de construção de marca, pois ele é o ponto focal da entrega de qualidade. Entendendo isso, ficará mais fácil para o gestor alinhar outras expectativas e focos, como o ponto de vista dos profissionais de Saúde e das equipes de apoio. Esses grupos internos e fixos também possuem os seus próprios enfoques no gerenciamento da qualidade.

O tripé de um serviço de saúde está na interação positiva entre esses três grandes grupos: pacientes, equipe de apoio e profissionais de Saúde. Lembra que falamos sobre o resultado de um serviço ser derivado da interação entre as partes? Adicionamos aqui um novo elemento, pois o grupo dos prestadores se subdivide em duas categorias específicas. Aqui, temos outro ponto crítico da gestão de qualidade: em serviços mais abstratos, como no caso da Saúde, existem no mínimo três enfoques de qualidade e que, muitas vezes, não dialogam. Talvez esse represente um dos principais desafios da gestão nesse setor.

De um lado, temos a percepção do profissional de Saúde – o médico. É muito comum que esse profissional encare a esfera da qualidade a partir do seu próprio ponto de vista. A qualidade está diretamente atrelada ao atendimento que ele dá ao paciente. Na visão do médico, nessa esfera, o foco da qualidade pode estar unicamente no seu atendimento. Outros aspectos poderiam, em tese, ficar de lado, já que o núcleo de toda a qualidade estaria no esforço que ele faz durante a sua interação com o público. Em outras palavras, pode existir uma crença de que, bastando ao médico fazer o seu trabalho bem feito, todo o resto se resolveria por si, porque aí estaria garantida a qualidade do serviço.

Enquanto isso, os profissionais que dão suporte ao atendimento ou que são facilitadores do processo de atendimento, como o pessoal da recepção, a telefonista, o enfermeiro ou outro profissional de Saúde que participe direta ou indiretamente, terão uma outra percepção de qualidade, atrelada ao seu próprio ponto de vista. Essas pessoas não são prestadores diretos, mas participam do processo de atendimento e contribuem para essa construção ou não da percepção de qualidade. Como enxergam a qualidade a partir do seu próprio prisma, da mesma forma que o médico, podem focar os seus esforços em elementos que não estão no radar do paciente ou simplesmente não fazem a menor diferença para ele.

Em resumo: dentro de um serviço de saúde mal gerenciado, podemos ter pelo menos três enfoques sobre qualidade concorrendo pela "supremacia" na avaliação final do paciente. Esses enfoques podem até mesmo ser divergentes ou contraditórios em diversos aspectos, a prova cabal de que a qualidade não está sendo gerenciada, ficando a critério de cada um definir quais são os parâmetros de bom atendimento na etapa que lhe cabe dentro do ciclo de convívio com o paciente. Então, podemos ter o médico focando em determinados aspectos para os quais a equipe desconhece ou desvaloriza, e que o próprio paciente pode considerar irrelevante, pois não é isso que ele busca ou presta atenção enquanto o serviço acontece.

Entender que esse comportamento ambíguo (e aparentemente sem foco) é o resultado de pontos de vista concorrentes sobre o mesmo tema (a qualidade) é parte importante na gestão de uma marca. O erro de entendimento pode gerar desde pequenos problemas até um completo descompasso na hora de estabelecer a dinâmica de atendimento, porque cada grupo fará a sua própria análise de valor e poderá focar em aspectos diferentes para classificar o serviço ao seu término. É preciso perceber as diferentes percepções de qualidade dentro desse ambiente de serviço, entendendo que ele é construído pela convergência de atuação entre os três grupos, mas sempre tendo o paciente como núcleo.

Um último ponto a ser enfatizado diz respeito à capacidade técnica do paciente de analisar um serviço em saúde, ponto já abordado nesta obra. Como ele está incapaz de realizar uma análise técnica completa, sempre trabalhará buscando evidências de qualidade, ou seja, outros pontos que podem nem estar associados ao serviço em si, mas que servirão como "pistas". Para reafirmar ou não sua expectativa de qualidade, o paciente olha para essas pistas e não necessariamente para os pontos que tanto os médicos quanto a equipe de apoio podem estar evidenciando durante as suas atividades.

Mesmo que existam algumas percepções comuns sobre qualidade (que na área médica podem estar ligadas a atendimento humanizado, acolhimento e assertividade no tratamento), os fatores críticos em cada um desses pontos podem ser bem diferentes, dependendo do grupo com o qual estamos lidando. Se cada grupo enxergar apenas os fatores críticos dos seus próprios processos, teremos uma gestão descontrolada. Então, embora a percepção de qualidade caminhe para uma percepção comum, o fator crítico para o médico acaba sendo um, enquanto para a equipe de apoio será outro e, para o paciente (justamente o elo mais importante de todos), os fatores serão outros.

Portanto, a qualidade precisa ser construída nessas três esferas: objetivos comuns, convergentes, mas trabalhados a partir de fatores que o paciente entende como indicadores de qualidade. Pense nessas três esferas e nessas três diferentes condições de qualidade. Como dissemos no início, qualidade não é um termo absoluto, com uma única definição. É preciso conhecer o seu público e integrar as diferentes percepções e expectativas: somente assim estamos gerenciando a qualidade e caminhando para a construção de uma marca sólida na visão dos seus pacientes.

#ficaadica

Na prática

Talvez a melhor maneira de alinhar as diferentes percepções de qualidade seja também a mais óbvia: reunir toda a equipe e debater sobre o tema, permitindo que todos os enfoques possíveis sejam colocados em pauta. Sempre que existir o mínimo de concordância sobre quais são os valores e benefícios entregues pelo serviço em saúde, será mais fácil que toda a equipe esteja em harmonia durante o processo de entrega junto ao paciente. A qualidade de um serviço não pode ser resultado de inúmeras percepções individuais, mas, sim, de uma visão compartilhada da proposta de valor que está sendo entregue. Quem não concorda ou não acredita nessa proposta, certamente, agirá contaminando direta ou indiretamente o serviço, o que é bastante prejudicial.

DICA 13

PENSE NAS PESSOAS QUE REPRESENTAM SUA MARCA

Quando comentamos na dica anterior sobre as diferentes percepções de qualidade e daquilo que o público realmente espera do serviço em saúde, reforçamos o diferencial entre serviços (conjunto de processos organizados) e produtos (bens físicos ou digitais produzidos e distribuídos em série). Ao confirmar esse aspecto, evidenciamos, também, que a percepção a respeito de um serviço em saúde nasce da interação entre os atores envolvidos no atendimento. Em outras palavras, além dos processos e das evidências físicas da própria estrutura do serviço, todos os indivíduos que interagem com o paciente também são representativos da marca. Não há como trabalhar uma estratégia coerente de *branding* sem incluir as pessoas nessa equação.

Quando falamos que pessoas – toda a equipe envolvida no processo de atendimento, médico, equipe de limpeza e auxiliares – influenciam na percepção final de qualidade, percebemos que precisamos ter na equipe do consultório, clínica ou hospital profissionais que sejam capazes de transmitir para o paciente a segurança, a credibilidade e a confiança necessárias.

Essa parte não é menos importante que a competência técnica desses profissionais (e, também, do médico!). Como já vimos, na visão de muitos pacientes, os aspectos técnicos podem nem sequer ser assimilados ou compreendidos. Porém, a capacidade de gerar confiança e de construir um diálogo positivo certamente será. Ou seja, se parte técnica dentro do serviço for primorosa, mas o relacionamento e os diálogos construídos forem péssimos, a percepção de qualidade será baixa, porque corroeremos o nível de confiabilidade oferecido pela estrutura de prestação de serviço.

Isso nos remete à dica anterior, pois o médico tende a se enxergar como o elo mais importante em todo o ciclo de atendimento. De fato, ele pode ser o mais importante, mas não é o único. Outros atores dentro do ciclo de atendimento são fundamentais para que o resultado final seja satisfatório: uma boa equipe de recepção, de suporte e outros profissionais que podem atuar também como prestadores dentro de um serviço médico são igualmente muito importantes, inclusive porque é com eles com quem o paciente passará a maior parte do tempo dentro do ciclo. O contato com o médico representa quase sempre apenas uma etapa do atendimento, enquanto o contato com os demais ocupa todo o tempo restante. Esse é um ponto fundamental e costuma ser crítico na área de serviços.

Todas as pessoas que interagem com o seu paciente dentro da sua estrutura de atendimento ou ligando um elo a outro do ciclo de atendimento acabam representando a sua marca por tabela. Isso gera uma preocupação, diretamente ligada ao *branding*: será que elas estão criando uma boa imagem da marca? Dependendo do perfil de público e do contexto de atendimento, mesmo pequenos equívocos podem gerar grandes problemas em relação a sua marca.

As pessoas que trabalham nesse ciclo de atendimento são embaixadoras da sua marca. Elas representam a marca o tempo todo e o que fazem ou não também terá efeito em como essa marca é construída na percepção do público: se ela consegue passar confiança e acolhimento, se as pessoas se sentem seguras ou se não confiam plenamente, eventualmente desconfiando até de que estão sendo enganadas. Quando esse tipo de problema acontece, significa que o serviço não gerou a credibilidade necessária. Então, devemos estar atentos aos profissionais que trabalham em nossa estrutura.

Claro que essa notícia nem sempre é compreendida da melhor forma: "então, agora além de entender de marketing e *branding*, também preciso ser um especialista em recursos humanos?". Com certeza não é preciso ir tão a fundo, mas médicos e gestores em Saúde precisam entender alguns conceitos básicos ligados a esse tema e, ao menos, ter senso crítico e razoabilidade para orientar sua equipe no sentido da imagem e da marca que pretendem consolidar. Por isso, cabe a eles um dever de casa: não basta apenas cobrar, padronizar e estabelecer normas em excesso (lembre-se sempre que burocratizar demais o atendimento pode ser ainda pior), também é preciso dar o exemplo e ter clareza daquilo que foi definido dentro da estratégia de construção de marca.

Não esqueça que todas essas pessoas representam a sua marca. Se forem selecionadas sem critério, ainda que competentes, ou não tenham uma orientação clara e correta sobre qual deve ser a melhor conduta, os resultados serão minados. Por quê? Porque o sistema como um todo terá falhado em gerar esse vínculo de confiança. Se falha em gerar esse vínculo, fatalmente falha nos processos de construção de marca. Por isso, todas as pessoas do ciclo de atendimento são importantes. Mesmo o colaborador da faxina, se não agir corretamente, pode pôr em questionamento a credibilidade da clínica, gerando um impacto tão grande quanto o de um médico que eventualmente falhe na sua rotina de tratamento.

Um serviço é, em essência, fruto de diálogos estabelecidos ao longo do ciclo de atendimento. Ou todos da equipe se comprometem a manter o diálogo no mesmo tom, adotando posturas, procedimentos e respostas semelhantes às demandas que surgem no dia a dia, ou a percepção construída será fragmentada, até mesmo distorcida, daquilo que foi idealizado para a marca.

Não vamos nos estender por aqui em falar sobre o tema gestão de pessoas (nas referências bibliográficas, ao final desta obra, estão listados alguns livros que podem ajudar com esse assunto). Não deixaremos, contudo, de citar alguns pontos básicos. O primeiro deles é bom senso e razoabilidade: quando tratamos sobre um projeto de construção de marca, estamos estabelecendo critérios e parâmetros por meio dos quais queremos que a sociedade visualize o nosso negócio. Se o público compreende o negócio dentro desses critérios, a marca se consolida; porém, quando o público acaba interpretando o serviço a partir de parâmetros diversos, diferentes daqueles que foram pensados no *branding*, o resultado se perde ou se torna imprevisível. Em alguns casos, pode até ser positivo, mas na maioria será negativo.

Portanto, bom senso e razoabilidade são requisitos fundamentais na hora de selecionar e gerenciar a equipe que representará a sua marca. Mesmo sem grandes conhecimentos no campo da gestão de pessoas, acredito que qualquer gestor em saúde será capaz de verificar se os profissionais em processo seletivo ou já contratados estão em sintonia com as características e os valores da marca.

Também é preciso avaliá-los minimamente em relação a competências, habilidades e atitudes (o famoso tripé CHA, utilizado no campo da gestão de pessoas). Todas as pessoas que representam a marca precisem ter as competências (o conhecimento sobre o que fazer), as habilidades (a capacidade técnica de fazer) e a atitude (o comportamento adequado que levará ao bom resultado).

Quando temos clareza do tipo de serviço que queremos oferecer e da marca que buscamos construir, fica bem mais fácil visualizar e definir os elementos que compõem esse tripé. A partir disso, trata-se do trabalho de gestão em sua essência: monitorar os resultados, corrigir os eventuais deslizes e buscar melhorias. O mais importante é nunca perder de vista que os membros da equipe personificam a marca.

Em serviços, o relacionamento é direto entre as pessoas. Se o colaborador estiver insatisfeito, por exemplo, ele atenderá mal e isso refletirá na qualidade percebida do atendimento. Se o colaborador não tem o perfil, não está bem treinado ou, às vezes, não está vestido da maneira adequada ou não segue os processos da forma correta, isso também impactará na percepção do paciente a respeito da qualidade e da confiabilidade do estabelecimento. Se os processos não estão bem desenhados, o próprio funcionário se irrita e repassa isso adiante para o paciente; da mesma maneira que o próprio médico, se está irritado, se não dá atenção devida ou se é rude nas palavras, também mina aos poucos a imagem e a marca que foram construídas ao longo do tempo.

Por fim, caso ainda reste alguma dúvida sobre uma possível hierarquia entre o profissional de Saúde (médico) e toda a equipe de apoio (tanto atendimento, administrativo e até auxiliares em saúde) no que tange à representação da marca para o público, lembre-se que todos representam a marca e, do ponto de vista do paciente, cuja análise estará pautada em aspectos subjetivos, até os mais inexpressivos diálogos e interações podem ser representativos da qualidade (ou da ausência dela).

Marcas não são pessoas, não possuem rosto: mas acabam tomando emprestado o rosto de todos que atuam no serviço. Não só o rosto, como todo o seu modo de conduzir o atendimento. Por isso, não adianta trabalhar um esforço de *branding* se as pessoas que lidam com o público não convergirem para o mesmo objetivo. O esforço não é apenas do médico. A construção da qualidade na percepção do paciente depende de todos: é uma construção coletiva.

#ficaadica

Na prática

De maneira alguma deixe em segundo plano o processo de seleção das pessoas que atuarão em um serviço em saúde. A equipe de atendimento representa a marca na maior parte dos momentos da verdade. Durante quase todo o ciclo de atendimento, o paciente terá muito mais proximidade com elas do que com o próprio especialista. Portanto, essas pessoas personificarão a marca durante esse trajeto. Elas precisam estar em sintonia com a marca e comungar dos mesmos valores e princípios. Profissionais de recursos humanos podem ser extremamente úteis nesse sentido, auxiliando no processo de contratação e de treinamento. Porém, o faro aguçado e uma dose de bom senso já costumam ser excelentes aliados nessa tarefa.

DICA 14

PENSE NAQUILO QUE GERA VALOR PARA O SEU CLIENTE

Uma das prerrogativas básicas dentro da teoria moderna de marketing é que o mercado só funciona se houver uma troca de valor. Quando compramos algum objeto, roupa, ferramenta ou aparelho para uso pessoal, é porque enxergamos valor nessa troca. Não existe a troca se o consumidor, de fato, não estiver enxergando valor. O cliente enxerga valor naquilo que está sendo oferecido (possivelmente, enxerga um valor tão grande que está disposto a trocar o seu próprio dinheiro, que também possui um valor objetivo, matemático e subjetivo, que diz respeito ao quanto se trabalhou para consegui-lo).

A partir dessa diferença daquilo que se pretende comprar e a quantidade de dinheiro que se tem em mãos, se dá a análise do consumidor. Quanto mais valor uma oferta transmite, mais as decisões serão baseadas nesse valor e não necessariamente na questão monetária. No final, o consumidor troca o dinheiro por essa oferta. Essa é a questão básica por trás das trocas sociais previstas no marketing. Todo e qualquer comércio, enquanto um processo de troca, só acontece quando a parte que tem o dinheiro, que é o consumidor, enxerga valor no produto ou serviço oferecido pela outra parte. Quando o consumidor não enxerga esse valor de maneira muito clara, ele resiste ou simplesmente não compra e parte para outra opção, onde as coisas estejam mais bem alinhadas. Portanto, a principal tarefa do marketing é identificar o valor (ou o conjunto de valores) desejado por um grupo de clientes e formatar produtos e serviços para que tenham essas determinadas características.

Dentro de um planejamento de marketing de serviços de saúde, o prestador deve perceber aquilo que de fato o paciente enxerga como valor. Assim, toda a orientação do serviço em si se dará a partir do valor que deve ser entregue. Esse valor pode ter aspectos técnicos, funcionais, subjetivos e até emocionais, mas ainda é algo que, do ponto de vista do consumidor, gera benefícios. Como o marketing não faz juízo de valor do próprio valor, na verdade, a tarefa do planejamento de marketing é identificar quais são os benefícios desejados pelo público – ou seja, pelo seu paciente. Identificando esses benefícios – o pacote de valor que o cliente, de fato, quer comprar ou está apto a comprar – é possível formatar todo o serviço para essa entrega. A partir disso, pode-se estabelecer ou reordenar a estrutura de atendimento e de serviços no sentido de oferecer um ciclo que resulte em uma experiência totalmente positiva para os seus usuários. Ou seja, o serviço precisa se estruturar, tornando-se mais apto a gerar esse valor que o paciente está buscando.

E a marca? A marca é, ao mesmo tempo, um reflexo de todo esse bom funcionamento dos processos e das interações positivas entre paciente e equipe de atendimento, mas é, também, o arcabouço simbólico que deverá ser capaz de transmitir a credibilidade, a segurança e os valores desejados ao público. Portanto, ao adequar os serviços ao domínio de valores do paciente, estamos automaticamente reforçando a marca de uma maneira substancial. Afinal, a experiência do paciente em serviços de saúde acaba sendo um dos elementos com mais peso na percepção de qualidade e na imagem de uma empresa ou de um profissional.

Ao mesmo tempo, tudo o que o consultório ou clínica faz em termos de comunicação deve estar alinhado a essa proposta de valor. Assim, garantimos que o público, em qualquer ponto de contato com a marca, terá uma percepção homogênea e única, não havendo inadequação nem *gaps* que possam prejudicar o entendimento ou a confiabilidade a respeito do que está sendo oferecido.

Em uma dica anterior, falamos da perspectiva de qualidade, por parte do consumidor, do médico e por parte da equipe de atendimento e apoio. Obviamente, essas visões devem estar alinhadas e devem ser convergentes. Por mais que cada um tenha uma perspectiva e um ponto de vista a respeito da qualidade, o alinhamento de todos os grupos se dá em relação à proposta de valor, ou seja, o conjunto de benefícios que o paciente deseja adquirir.

Será que a visão de um grupo predomina sobre os demais? O paciente acaba sendo, em uma primeira análise, mais determinante, pois ele está no centro da estratégia. Só que ele não é absoluto. Na medida em que entendemos os valores predominantes para o público, cabe aos profissionais de cada especialidade entrelaçar esses anseios às possibilidades técnicas e operacionais de cada setor. Portanto, o alinhamento maior deve se dar com a visão do paciente, mas muitas questões funcionais ou técnicas estarão subentendidas ou ficarão de fora do escopo do paciente, porque só o médico ou a equipe técnica poderá dar conta desses aspectos.

Um exemplo simples: a manutenção de um equipamento que faz um determinado exame não será avaliada pelo consumidor objetivamente, pois ele não terá essa capacidade. Isso não significa que a manutenção de um equipamento ou outras coisas que o consumidor não vê possam ser ignoradas. Em serviços, existem aspectos implícitos e explícitos. Os aspectos explícitos são aqueles que o consumidor é capaz de avaliar diretamente, pois toma contato com eles. Já os implícitos são invisíveis em um primeiro momento, mas também geram bons ou maus resultados, ou seja, indiretamente eles podem colaborar ou não com a proposta de valor.

Embora os elementos explícitos sejam mais fáceis de demonstrar para o paciente, quase sempre são os implícitos que têm mais relevância para o resultado. Por essa razão, eles precisam ser enfatizados ou demonstrados de alguma maneira ao longo do ciclo de atendimento: são as chamadas evidências tangíveis. Ao cuidarmos desses aspectos, sejam explícitos ou implícitos, em todos os seus detalhes, garantimos que o serviço gerará junto aos seus clientes a melhor percepção possível, bem como deixará claro para todos quais benefícios fazem parte da proposta e quais não fazem.

Lembre-se que é possível chegar a um equilíbrio entre aquilo que o público estabelece em seu ranking de prioridades, o que é tecnicamente necessário e aquilo que é viável, tanto em termos técnicos quanto operacionais. O exemplo mais evidente para isso pode estar nos serviços de aviação civil. Durante todo o ciclo de atendimento em uma companhia aérea, existem elementos explícitos e implícitos que precisam acontecer em harmonia para que todo o serviço seja entregue da maneira correta.

Do ponto de vista técnico, o importante é que a aeronave termine a sua viagem em segurança. Todas as questões técnicas relativas a essa operação quase sempre estão invisíveis aos olhos dos clientes, que passará o seu tempo analisando alguns aspectos explícitos, que podem ser incrivelmente irritantes, mas que, mesmo ao falhar, não expõem a vida de nenhum passageiro ao perigo, como malas extraviadas, atendimento e despacho, serviço de bordo, entre outros aspectos.

Sendo absolutamente racional, poderíamos supor que, para grande parte das pessoas, sair vivo de um avião – esperar que ele decole e aterrisse em segurança – já seria suficiente para se avaliar bem o serviço. Porém, como esse é um aspecto implícito, sendo inesperado que a aeronave não cumpra a sua função técnica mais básica, esses aspectos são deixados de lado no geral (embora muitas pessoas tenham um notório medo de voar).

Esse exemplo serve para mostrar que, embora o consumidor muitas vezes desvie o olhar para aspectos mais subjetivos, todos os demais também contam para que a proposta de valor seja completa. Partindo desse pressuposto de que já entendemos quais são os aspectos implícitos e explícitos e aceitamos que todos eles podem ser críticos para o sucesso do atendimento na nossa estrutura de serviço, faz-se necessário entender aquilo que, de fato, serve como valor percebido para o consumidor e que pode servir, também, de diferenciação. A partir disso, trabalharemos para que o consumidor receba cada vez mais daquilo que enxerga como valor.

O que é valor para o seu paciente é algo que não podemos estabelecer *a priori*. Mais uma vez, é preciso conhecer de perto o seu público e, assim, configurar melhor a sua proposta. Quando entendermos a dinâmica da troca social que chamamos de "comércio", fica mais fácil gerenciar o serviço e os pontos de contato para gerar uma marca que faça sentido e que tenha uma proposta de valor realmente aceita pelo público.

A regra básica é que o cliente paga por ofertas que entregam algum valor e as marcas mais valiosas o são justamente porque suas ofertas são diferenciadas. Quanto mais valor minha marca é capaz de transmitir, melhores serão os resultados alcançados.

#ficaadica

Na prática

Gerenciar é fazer escolhas. Na hora de decidir, o que deve vir em primeiro lugar? O seu paciente. Portanto, no seu dia a dia, tome as decisões pautado por esse princípio. Tudo o que gerar valor para o paciente também gera valor para o seu negócio e para a sua carreira. Não sabe exatamente o que gera valor para o seu paciente? Então, pergunte, observe, converse com ele! Muitos casos de produtos de sucesso e grandes inovações nasceram da atenção cuidadosa ao observar o consumidor e entender o tipo de valor que ele buscava.

DICA 15

PENSE NA EXPERIÊNCIA COM A SUA MARCA

Experiência é uma palavra que está na moda. Na atualidade, empresas de todos os setores buscam construir uma experiência única para os seus consumidores. Em serviços, entretanto, a experiência sempre foi um requisito básico. Não há como gerenciar um serviço de maneira adequada se ignorarmos a atmosfera que é construída ao longo do ciclo de atendimento. Experiência é o termo mais adequado para descrever esse aspecto importante do ambiente de serviços em saúde.

De início, talvez tenhamos uma certa resistência, pois, ao tratar de "experiências", o termo passaria a falsa impressão de que o atendimento precisa ser algo divertido, surpreendente ou incrível. Daí, surge um questionamento, muito justo inclusive: minha clínica não é um parque de diversões ou um restaurante – como poderia, então, oferecer uma experiência de valor para os pacientes?

Esse suposto paradoxo acontece porque associamos o termo "experiência" quase sempre a atividades ligadas ao ramo do entretenimento e da cultura. Ou seja, associamos de forma indiscriminada esse termo a algum tipo de diversão. Então, soa bastante natural que tenhamos uma "experiência incrível" em um cinema, em um hotel ou mesmo em um spa, mas jamais em uma clínica ou em um hospital. Mas esse é um falso dilema: experiência em serviços não pressupõe diversão ou animação. Quando falamos que nos serviços a interação entre cliente e prestador é um aspecto central para a construção do resultado, já fica implícita a ideia de que a experiência gerada a partir desse convívio ao longo do ciclo de atendimento deve ser positiva.

Uma experiência positiva não está necessariamente ligada ao mundo do entretenimento. Na área da Saúde, a experiência deverá estar associada a outras características, como acolhimento, hospitalidade, humanização, serenidade e confiança. Será que o ambiente de serviços construído em muitos consultórios, clínicas e hospitais é capaz de entregar experiências dessa natureza? Será que, em geral, profissionais de Saúde e gestores de serviços médicos elencam a experiência oferecida entre as suas prioridades?

Lembra da dica anterior, quando falamos da proposta de valor? O valor não será percebido se a experiência estiver fora de controle, for caótica ou não entregar o ambiente apropriado. Em serviços, o consumidor está submetido a um conjunto de processos e a experiência gerada a partir desses processos é crucial para a percepção que o cliente tem da marca.

Seguindo um raciocínio bem básico, entendendo o público, conseguimos entender a proposta de valor e, a partir dessa proposta, conseguimos estabelecer um ambiente que gere a experiência adequada ao paciente. Por essa razão, é impossível falar de um projeto de construção de marca em serviços de saúde que desconsidere o ambiente de prestação do serviço e a atmosfera reinante nesse espaço, pois eles serão os grandes responsáveis pela experiência final do usuário. Essa etapa é bem mais complexa que em uma empresa de bens de consumo, mas, em geral, profissionais e gestores despreparados tendem a ignorá-la.

No caso de bens de consumo, o produto adquirido deve estar nas condições necessárias para entregar a experiência prometida quando for utilizado pelo consumidor: a responsabilidade, depois que o produto sai da fábrica e é vendido, recai somente ao cliente e a sua capacidade de utilizar aquilo que adquiriu. Se o produto tiver um defeito de fabricação ou não for capaz de entregar os valores anunciados, a empresa terá que agir para reverter esse quadro. Porém, estando o bem em perfeitas condições, a responsabilidade pela experiência recai somente nos ombros do consumidor: quando ela não é das melhores, possivelmente o consumidor não está usando de maneira adequada aquilo que adquiriu.

Já em serviços, a lógica se inverte e a responsabilidade pela experiência final está muito mais nas mãos dos prestadores. Em um tipo de negócio onde não existe bem físico a ser entregue, a experiência dependerá exclusivamente do diálogo travado entre o paciente e toda a equipe de atendimento. A relação desse mesmo paciente com o ambiente e a sua capacidade de perceber as evidências tangíveis serão norteadoras da qualidade e da proposta de valor da marca.

Não podemos esquecer que, nos serviços, a produção e o consumo acontecem ao mesmo tempo, ou seja, o consumidor participa ativamente da construção dos resultados e, também, da experiência. Por conta dessa participação direta, ele estará muito mais ligado a aspectos da experiência vivenciada do que a aspectos técnicos e funcionais, embora eles também sejam importantes para a concretização do serviço oferecido. Todos os detalhes do atendimento e do ambiente serão contabilizados para a experiência final, o que pode gerar um sentimento de satisfação, de confiança ou de frustração ou desconfiança. Ao enfatizarmos, por exemplo, a humanização durante o ciclo de atendimento, o objetivo é gerar uma experiência em que as pessoas se sintam valorizadas e acolhidas. Para garantir isso, as rotinas de atendimento e o ambiente precisam estar adequados.

Se entender experiência sempre como algo ligado ao campo do entretenimento é um erro conceitual, pensar na gestão do ambiente de serviços apenas pelo aspecto visual da decoração pode ser considerado um erro operacional. Ter uma boa decoração é importante e, certamente, ajuda a tornar o ambiente mais agradável, mas apenas esse tipo de investimento não será capaz de garantir um ambiente de prestação de serviço saudável, se outros elementos dessa equação faltarem. Mais do que bonito, o ambiente deve ser prático e estruturado para entregar os significados relacionados à proposta de valor da marca. Logo, a montagem do ambiente deve obedecer a questões estratégicas definidas no planejamento da marca e não apenas a questões estéticas.

O ambiente deve estar adequado aos processos que serão executados no dia a dia de atendimento, de maneira a permitir que o fluxo de pessoas no local, as dinâmicas de recepção e de atendimento, além dos procedimentos técnicos, possam acontecer de forma correta. Se o espaço não está organizado da melhor maneira, outras esferas do serviço também serão impactadas: as pessoas podem estar mal acomodadas, os funcionários não terão as melhores condições para executar as suas tarefas ou o aspecto do ambiente não transmitirá os valores e as simbologias em consonância com a marca do serviço. De uma forma ou de outra, isso resultará em uma experiência "capenga", que não será capaz de gerar todo o valor. O resultado fica aquém do desejado.

Já vimos que, em ambiente de serviços, a análise costuma ser mais subjetiva do que objetiva, diferente de uma análise de marketing de produtos. Quando estamos envolvidos em um planejamento de marca de serviços, o ambiente operacional é fundamental. Mesmo que aspectos técnicos e funcionais estejam operando em 100% de eficiência, um ambiente que gere uma atmosfera inadequada põe todo os esforço a perder.

Exemplo mundial em gestão da experiência, a Disney é uma empresa que levou esse quesito a outro patamar. Embora sua marca esteja ligada à fantasia e ao universo do entretenimento, muito distante da realidade da maioria dos profissionais de Saúde, alguns paralelos podem ser traçados com muita clareza no que tange à geração de experiências satisfatórias.

Seja no ambiente de serviços em saúde, seja no ambiente de qualquer outro tipo de serviço, algumas regras para garantir uma boa experiência parecem ser universais. Entre elas, vale destacar a empatia, ou seja, a capacidade de se colocar no lugar do outro, entendendo suas dificuldades e se disponibilizando verdadeiramente para ajudar. Mas ela não é a única: uma equipe bem treinada e com foco na solução dos problemas e não, necessariamente, no cumprimento de regras também costuma figurar entre os mandamentos para garantir a melhor interação.

A experiência está intimamente ligada àquilo que o consumidor vivencia. Mais uma vez, falamos do exemplo da companhia aérea: o avião decola e desce em segurança, mas isso não é suficiente para que a experiência seja positiva, restando uma responsabilidade muito maior ao relacionamento construído em todas as etapas do ciclo de atendimento. Essa vivência, sem dúvida, é a ferramenta mais poderosa para a construção de uma marca e de sua proposta de valor na mente dos consumidores. Também vale retomar o exemplo da Disney: se a proposta de valor está baseada em tirar as pessoas da realidade e levá-las a um universo de fantasia, tudo deve estar voltado para isso. Afinal, de nada adiantaria toda a estrutura dos parques e *resorts*, se o diálogo entre o público e os profissionais fosse problemático.

Portanto, o ambiente é resultado dessa complexa relação, que envolve tanto aspectos estéticos, funcionais e humanos. O somatório de todas essas forças atuando em sinergia, contudo, é de fácil compreensão: o paciente se sente bem. Quanto mais a pessoa se sente acolhida, quanto mais percebe o ambiente como humanizado, maior é o vínculo de confiança e de credibilidade. Essa certamente é a chave-mestra capaz de transformar qualquer ambiente de serviço em uma atmosfera próspera, independentemente do ramo de atividade com o qual estamos lidando. Como foi reforçado no começo, gerenciar a experiência não é uma preocupação apenas de quem lida com entretenimento ou cultura.

Nunca é demais lembrar que, na área da Saúde, o consumo não se dá por vontade ou por entusiasmo do consumidor e, sim, por uma necessidade, uma questão imperativa. O paciente não costuma estar no melhor dos seus humores quando busca por esse tipo de atendimento. No entanto, é possível gerar experiências que sejam positivas, mesmo quando os assuntos tratados são sérios e, por vezes, dolorosos.

O ambiente dos serviços de saúde é bastante específico e, muitas vezes, não dá margem para criatividade ou propostas que saiam do padrão. Porém, as noções de humanização, de acolhimento e da construção de bom relacionamento e do diálogo em cada ponto de contato são fundamentais e universais, independentemente do serviço que se ofereça ao público.

#ficaadica

Na prática

Gerenciar a experiência é mais que ter uma boa decoração. Procure observar como os pacientes e a própria equipe se comportam no ambiente do serviço. Procure estruturar que tipo de experiência deve ser oferecida e como ela pode ser tangibilizada para as pessoas. Quero transmitir mais segurança? Como transformo essa abstração em algo palpável? O mesmo questionamento pode ser feito em relação a todas as experiências que servem como parte da entrega da sua marca ao público. É preciso, porém, primeiro definir que tipo de experiência queremos oferecer, como ela reforça a marca e como ela passa de uma abstração para algo que o cliente vivencia na prática. Quem resume experiência à decoração e à música-ambiente está justamente criando um ambiente genérico, que não representará muita coisa para quem passar por ele.

DICA 16

PENSE NOS PROCESSOS

Nas últimas dicas, comentamos sobre proposta de valor, sobre relacionamento com o paciente, sobre as pessoas que representam a sua marca e sobre a experiência que é entregue ao longo de todo o seu ciclo de atendimento. Mas é preciso dedicar algum tempo para falarmos sobre como as coisas acontecem dentro de um consultório, clínica ou hospital. Por isso, precisamos falar de processos. Eles são importantíssimos em serviços e dizem respeito à estrutura de todas as atividades internas, ou seja, como elas são desenhadas.

Nem sempre os profissionais e gestores param para pensar a esse respeito, pois partem de um entendimento de que algumas atividades são tão naturais (ou foram naturalizadas ao longo do tempo) que já existe uma forma "correta" de realizá-las. Aí reside um grande perigo, pois atividades que podem ser cruciais no processo de construção de marca podem acabar sendo executadas não de uma forma errada, mas, sim, inadequada, minando o seu potencial de geração de valor.

Na primeira parte desta obra, explicamos que os serviços são conjuntos de processos com o objetivo de gerar algum tipo de resultado. Bem, o que é um processo? Embora seja um termo muito comum, nem sempre damos a devida atenção ou o conceituamos de maneira correta. De modo simples, poderíamos definir um processo como um conjunto de instruções para o desempenho de alguma tarefa. É a maneira como acontecem as coisas dentro do seu ambiente de prestação de serviço: quem fica em qual posição, quais são as etapas para um agendamento de consulta, o que deve ser preenchido, que tipo de documento deve ser entregue e assim por diante.

Das tarefas mais básicas aos procedimentos mais complexos, tudo envolve um ou mais processos para que algum resultado seja alcançado ou algum valor seja gerado. Esses processos precisam ser bem desenhados. Quanto melhor definirmos a maneira de conduzir as diversas atividades e etapas dentro de um ambiente de serviços, maiores as chances de reduzir redundâncias e desperdícios, otimizar o tempo, evitar gastos desnecessários, impedir a sobrecarga de alguns setores (como a recepção constantemente lotada, por exemplo), além de, no geral, melhorar a satisfação do paciente e, por tabela, a atmosfera do serviço (lembra da dica anterior?).

Então, quando desenhamos bem os processos, a tendência é termos mais qualidade de atendimento. Se tudo estiver bem organizado, significa que estamos gerando mais valor para esse paciente. O problema é que, para boa parte das atividades, nenhum processo é desenhado, porque as pessoas acreditam que a maneira de ele ser conduzido de certa forma já se estabeleceu ou se naturalizou. Não caia nesse erro!

Quase sempre, isso representa apenas uma saída preguiçosa para uma gestão de serviços genérica. Se bem planejados, os processos se tornam um componente fortíssimo para a construção de uma marca sólida na mente dos pacientes. Lembre-se que, ao oferecer um processo mais dinâmico, menos moroso, que gera mais confiança e bem-estar e que não gera duplicidade, no final das contas, estamos proporcionando uma experiência melhor. Então, desenhar e redesenhar esses processos, buscando sempre a filosofia da melhoria contínua, deve ser uma preocupação dentro do ambiente de prestação de serviço.

Por quê? Como dissemos, essa parte tende a ser relegada a um segundo plano, como se as coisas ocorressem naturalmente, de forma semelhante a um rio: o rio sempre corre em direção ao mar, não importam os obstáculos que encontre pela frente. Essa lógica não pode, no entanto, ser aplicada dentro do seu serviço. Na prática, quando todos os processos ocorrem ao mesmo tempo (o natural, no dia a dia de qualquer negócio), acabam surgindo gargalos e pontos de redundância. Diferente da água, que independentemente dos obstáculos sempre busca o oceano, as pessoas não compartilham da mesma persistência.

Uma capacidade que o seu paciente tem (e que a água não tem) é a de voltar atrás, se arrepender e optar por outra direção (outro prestador de serviço). Portanto, gargalos e redundâncias em processos de serviços costumam ser perversos, não só porque prejudicam a percepção da qualidade e do valor oferecido pela marca, mas, também, porque afastam o público, gerando uma perda real de clientela, de lucratividade e de faturamento. A falta de organização ou de critérios em relação aos processos tem impacto na esfera simbólica e no campo prático, em especial na questão financeira.

Outra perversidade referente aos processos é que, pelo fato de quase sempre não serem gerenciados, seus efeitos acabam sendo invisíveis para os profissionais e gestores envolvidos. Uma potencial perda de clientes por conta de uma redundância no atendimento pode parecer indecifrável para o profissional que jamais olha com critério para os processos ligados ao atendimento. Da mesma forma, será bem mais improvável que se perceba o quanto uma marca está sendo arranhada por algum processo mal feito dentro de uma clínica, por mais que tantos outros esforços sejam elaborados com o intuito de passar a melhor imagem possível para o consumidor.

Quando deixamos a gestão dos processos em segundo plano, o natural é que as atividades em sequência se acomodem sem que os atores envolvidos consigam visualizar suas falhas e pontos onde a sua operação se torna problemática. Contudo, é inevitável lidar com as consequências dos processos ruins no dia a dia. Assim, um pequeno consultório pode ter que lidar diuturnamente com uma recepção abarrotada de pacientes irritados por conta de agendamentos mal planejados, mas raramente são estudadas (e atacadas) as causas dos atrasos.

Como o foco se torna amenizar o problema e não o rever, é muito comum que novos processos (!!!) sejam criados na tentativa de remediar o que está mal feito. No final, acabam sendo tomadas medidas que ajudam a aumentar o problema e tornar ainda mais misteriosas as suas causas. Assim, os processos ruins continuam sendo repetidos à exaustão, sem que ninguém jamais os questione (eles foram naturalizados tanto pelo gestor quanto pelos profissionais que atuam diretamente em sua execução, lembra?).

Por essas razões, os prejuízos gerados por processos nem sempre ficam evidentes ou são fáceis de serem calculados. Sem falar que os gargalos e as redundâncias tendem a gerar retrabalho, irritação e atrasos desnecessários. Partindo do princípio que uma marca jamais quer estar associada a esse tipo de problema, deixar de lado os processos pode significar um poço sem fundo para o investimento feito em termos de *branding*.

Lembre-se que estamos falando de confiança, o que é essencial nos serviços de saúde. Então, trabalhar esses processos é um fator importante para a percepção de marca, pois, no final, eles serão a base para a experiência positiva. É fundamental que olhemos para esses aspectos.

Bom, e por que é tão raro que se olhe com mais carinho para esse tema? Como já foi dito, há uma crença predominante de que algumas coisas são "naturais" ou decorrem de uma "acomodação natural" entre as partes envolvidas. As rotinas de atendimento costumam ser um bom exemplo para isso. Em muitas situações, a ausência de uma rotina estabelecida se justifica por ser "óbvio" aquilo que deve ser feito, da maneira que deve ser feito. Por outro lado, a acomodação natural de processos, no qual diversas pessoas estão envolvidas, parte da crença de que haverá um "entendimento" e um "ajuste orgânico" quando as pessoas estiverem trabalhando juntas, cada uma no desempenho das suas rotinas.

Isso não só é irracional como beira o absurdo, ou no mínimo um ato de fé descabido. Seria algo do tipo: estabelecemos rotinas para uma equipe de dois funcionários que atuam na recepção, mas como se tratou de um planejamento isolado em cada caso, será que as mesmas rotinas poderão se acomodar quando tudo acontecer ao mesmo tempo? Será que as pessoas costumam exercer com tanta naturalidade essa capacidade de organizar múltiplas tarefas, principalmente em meio ao corre-corre do dia a dia? Melhor não arriscar, não é mesmo?

Quando deixamos que esses pequenos ajustes nos processos ocorram "naturalmente", estamos, na verdade, autorizando para que cada ator tome decisões e faça ajustes da maneira que lhe soar melhor. O resultado quase sempre é ter no mesmo ambiente e, ao mesmo tempo, diversos processos diferentes, com os mesmos objetivos ou até contraditórios (se você já ficou sendo enviado de um setor ao outro no serviço de atendimento ao cliente de qualquer empresa, sabe bem do que estamos falando aqui).

Uma última preocupação é com a burocracia. Se, para a grande maioria, os processos representam a última das preocupações, para outro grupo, estabelecer rotinas e regras para cada tipo de atividade torna-se quase uma obsessão. Esse comportamento extremado no que tange à gestão de processos não costuma gerar bons resultados. Isso porque a divisão que separa um ambiente bem gerenciado e um engessado é bastante tênue. Ao estruturar processos, é preciso ter uma preocupação genuína para não burocratizar demais as atividades, acabando por pecar pelo excesso de controle e as tornando mais lentas, redundantes e ineficientes.

É preciso, portanto, buscar esse equilíbrio entre processos bem desenhados, que permitam um funcionamento eficiente dentro do ambiente de serviços e, ao mesmo tempo, que possam ser monitorados, garantindo a mensuração do impacto, sendo flexíveis e dando margem para adaptações e customizações, de acordo com o contexto e com as necessidades específicas de cada paciente. Não existe fórmula para gerar tal equilíbrio de forma matemática, mas podemos usar do simples bom senso para chegar o mais próximo possível do ideal.

Cabe sempre na gestão de processos a busca por melhoria contínua (baseada na filosofia/metodologia japonesa Kaizen). Uma vez implementados, os processos devem ser constantemente observados e analisados em relação aos resultados que geram e a possíveis gargalos que possam resultar em prejuízos para os pacientes e para a marca.

Processos não têm valor na teoria, apenas na prática. Só a execução no dia a dia dará a certeza de que eles estão funcionando como deveriam ou não. Por melhor que eles sejam, como em serviços as situações são sempre muito heterogêneas (lembre-se que, nos serviços, você está lidando com o componente humano, que é imprevisível e participa desse processo), esteja sempre preparado para o inusitado e para necessidades de adaptações. Os múltiplos processos dentro do ambiente de serviços em saúde podem se esbarrar, tanto física quando subjetivamente.

Esteja preparado, pois em algum momento o processo falhará. Porém, quando ele está bem desenhado, mesmo com as falhas, torna-se mais fácil trazer tudo à ordem novamente. Quando tudo é muito intuitivo, as pessoas tendem a achar que podem solucionar os problemas no próprio andamento do serviço, o que representa uma verdadeira loteria para a marca: o potencial de erros e desgastes é muito maior do que a chance de acertar.

Lembre-se que, a cada erro, a percepção de qualidade é corroída. Cada vez que acontece um desgaste, mesmo que ele não envolva todos os presentes, todo o ambiente ao redor acaba sendo contaminado. Quantos problemas não podem ser evitados ou mesmo solucionados a partir de um olhar mais atento aos processos? Pense nisso e comece a olhar para os processos dentro do seu serviço de maneira diferenciada.

#ficaadica

Na prática

Existem metodologias simples para desenhar processos. Porém, mesmo quem desconhece tais métodos pode visualizar todas as etapas de um determinado procedimento, desenhando uma espécie de passo a passo. Ao visualizar um processo, fica mais fácil descobrir suas falhas, gargalos e possíveis redundâncias. Não é uma tarefa das mais difíceis, porém quase sempre é deixada de lado pela crença de que algumas coisas são óbvias ou triviais demais para serem esquematizadas. Assim, os erros em processos não só nascem como prosperam dentro do ambiente de serviço.

DICA 17

PENSE NO NOME DO SEU NEGÓCIO

Embora muitas vezes seja olhado com certo descaso, o *naming* (atividade de dar nome a marcas, produtos e serviços) é uma atividade importantíssima, tanto do ponto de vista do marketing quanto do *branding*. O setor de saúde não costuma ser dos mais criativos nesse quesito (outros segmentos da economia, por definição, investem bem mais tempo e recursos nessa atividade). Ainda assim, o nome tem um papel fundamental, pois deve servir de âncora de tudo o que a sua marca representa (ou espera representar) e os anseios e as expectativas do seu público-alvo. Além disso, ele deve ser de fácil entendimento e trazer associações que sejam benéficas para a marca. Por isso, vale investir um pouco mais de tempo nesse tema.

Para os profissionais de Saúde que estão montando o seu próprio negócio, uma das dúvidas mais elementares é: usar o seu nome ou partir para a criação de um nome para a marca? A tendência de usar o próprio nome como marca é algo comum, quando se trata de um empreendedor que é visto pelo prisma de um profissional liberal – aquele que exerce sua função quase sempre de forma independente, não necessariamente trabalhando na empresa de alguém. Na prática, médicos, advogados, contadores e outros profissionais liberais não necessariamente se viam como empreendedores, mas, sim, como alguém que tem uma carreira autônoma e gerencia essa carreira dentro de certos limites.

No cenário de profissionais liberais, é muito comum o uso do nome próprio. Nesse contexto, tudo é muito personificado na figura do fundador e torna-se muito difícil separar a pessoa física da imagem do prestador de serviço. Isso não é necessariamente uma desvantagem. Na verdade, faz todo sentido que a reputação do prestador de serviços em saúde se transforme em uma marca. Mas é fato, também, que a dualidade pode trazer associações de outras naturezas, o que em alguns casos pode ser prejudicial.

Talvez o nome próprio nem sempre consiga gerar ou refletir o conjunto de associações que se espera para a marca. Ou, para alguns, ele não soe tão moderno e dinâmico como as marcas criadas para produtos dentro de agências especializadas em *branding*. Com isso, criou-se uma dualidade fantasiosa: de que o nome próprio não teria condições de performar melhor como marca do que um nome criado especificamente para o negócio. No entanto, essa contradição não existe. O nome próprio pode se transformar em marca, tanto quanto qualquer outro nome, desde que o projeto de *branding* seja sério e passe por um planejamento bem feito.

Muitas das grandes empresas de bens de consumo que existem hoje nasceram dos nomes de seus fundadores: HP, Dell, Procter & Gamble, só para citar algumas. Não há, *a priori*, qualquer impedimento de usar uma ou outra solução. Como já dissemos, há uma certa tradição – por isso, uma tendência – de o profissional liberal usar seu próprio nome como referência e "gancho" de comunicação, chamando a atenção daqueles que já conhecem o seu trabalho e sua reputação. Por outro lado, um negócio em saúde também pode tranquilamente optar por nomes criados para servirem como marcas. Não se trata tanto da origem de batismo da marca e, sim, do tratamento que é dado a ela ao longo do tempo.

As duas opções possuem pontos positivos e negativos. Quando falamos de uma associação direta a uma pessoa ou família, os *links* da marca se tornam mais orgânicos e, de certa forma, inevitáveis, pois tudo o que acontece em uma esfera refletirá na outra. Tudo o que acontece no aspecto pessoal, familiar ou em outros aspectos no qual esse nome esteja envolvido também se reflete na percepção do empreendimento. Uma maneira de evitar isso é usar apenas parte do nome ou partir dele para criar a marca. De uma forma ou de outra, quanto mais profissional for a maneira como a marca se apresentar, melhor.

Se uma marca é um ícone que representa valores, o nome próprio também poderá representar perfeitamente tais valores, desde que deixe de ser tratado como um elemento pessoal e passe a ter um trato "corporativo". O *link* com a pessoa física pode ser extremamente útil em alguns momentos, em especial no início do negócio, mas a dissociação é saudável para o futuro da marca, mesmo quando o nome próprio continua a ser usado. Esse nome pode remeter a toda uma filosofia de origem da marca, que pode estar ancorada em elementos como seriedade, profissionalismo, competência, qualidade do atendimento, humanização, caráter etc. Se tivermos que convencer alguém de que uma marca possui tais atributos, será mais fácil se essa marca estiver associada a uma pessoa que efetivamente os representa no seu dia a dia.

Para clínicas e hospitais mais antigos, nos quais o fundador não se encontra mais presente no dia a dia do serviço, os mesmos atributos precisam ser tangibilizados na estrutura de atendimento. Por isso, uma boa dica para quem pretende manter a associação da marca com um nome próprio é trabalhá-la como se esse profissional já não estivesse no cotidiano da empresa. Será que conseguimos transmitir os mesmos atributos sem ele presente? Se a resposta for negativa, esse é um indício de que o planejamento da marca está mal feito.

Marcas criadas do zero, por sua vez, nascem sem qualquer tipo de associação e elas precisarão ser construídas ao longo do tempo. Portanto, a grande verdade é que, independentemente da solução em termos de *naming*, o planejamento será mais importante que o nome. Em um caso ou em outro, o distanciamento entre pessoa física e prestação de serviço também é saudável.

#ficaadica

Na prática

Procure fazer uma análise dos possíveis nomes para a sua marca, se valendo de elementos técnicos e não emocionais. Portanto, nada de escolher um nome simplesmente porque remete a algo importante da sua vida. Procure identificar se o nome escolhido, independentemente da motivação, consegue refletir bem os valores e benefícios atribuídos a sua marca. Sempre que ele estiver em sintonia com a essência da marca, essa sinergia fará os resultados aparecerem mais rapidamente. Cuidado com termos estrangeiros (procure verificar o que eles realmente significam) e mapeie todas as associações referentes ao nome escolhido. Se encontrar algum *link* muito negativo, melhor partir para outra opção do que arriscar o investimento em algo que poderá prejudicar o seu negócio e a sua carreira.

DICA 18

PENSE NA MARCA COMO UM ORGANISMO VIVO

Essa é uma linha de pensamento bastante interessante a respeito de construção de marca. Quando olhamos pelo foco tradicional em *branding*, temos a tendência de imaginar a marca como um conjunto de elementos visuais e textuais que remetem a um responsável por alguma coisa – um responsável pelo serviço ou por um determinado produto. Ela funciona realmente como bandeira, indicando para quem se aproxima o que está sendo oferecido. Essa conceituação tradicional também pressupõe uma marca "estática". Afinal, se ela é apenas um símbolo indicando procedência ou responsabilidade por algum produto ou atividade, sua função torna-se bastante simples e o nível de interação entre a marca e o público será baixo. Quase como em relação a uma placa de trânsito: ela até transmite bem a sua mensagem e dá as orientações corretas, mas é só isso.

Dessa forma, pensamos na marca como um ícone que nos dá determinado direcionamento em relação a algo demandado pelo mercado. Ainda olhando pelo viés tradicional, a melhor maneira de perpetuar esse ícone seria o multiplicando por todos os lados, tornando-o visível para o maior número possível de consumidores, que, a partir disso, passariam a reconhecer a sua "bandeira" onde quer que ela esteja fincada. Por essa lógica, mais volume de reconhecimento estaria atrelado a melhor reputação. Repare que essa é a rotina de uma marca construída de forma tradicional: vamos multiplicar esse ícone, fazer com que ele seja visto no maior conjunto possível de situações – nesse caso, leia-se mídia – e, assim, mais pessoas seguirão um caminho que as levem até a nossa oferta (uma estratégia claramente ancorada no esforço publicitário, ainda assim, pressupondo uma marca estática).

Essa linha de pensamento tradicional funcionou e foi a base para boa parte das estratégias de construção de marca que vimos até os anos de 1980, quando o *branding* era pautado pela ótica publicitária, ou seja, uma marca forte seria aquela presente na maior quantidade de mídias, canais e plataformas possíveis. Quanto mais uma marca fosse conhecida – no sentido de ser visível ao maior número possível de pessoas –, mais força teria.

Com o passar do tempo, a marca, além de um referencial competitivo, passou a ser vista também como um ativo simbólico que representa bem mais que apenas a origem ou a principal atividade oferecida. Ser conhecida e reconhecida é importante, mas não garante que uma empresa ganhe terreno em relação à concorrência, principalmente quando a concorrência passa a "significar" e transmitir valores para o público. Como uma evolução natural da competição, os consumidores dão mais atenção a marcas que possuem um repertório maior de significados e de valores atrelados, já que isso interfere diretamente na própria percepção que o público terá dessa proposta de valor.

Isso significa que a antiga postura estática (como uma placa que apenas indica a direção correta) das marcas precisa se inserir nos diálogos e participar mais ativamente das conversas. As marcas se humanizam, pois adotam condutas, personalidades e valores para serem compreendidas como uma espécie de "entidade" humana e não apenas um indicador. Quando essa personalidade e esse estilo representados pela marca se tornam parte da proposta de valor oferecido ao público, aspectos simbólicos e subjetivos começam a nortear suas decisões. Assim, mesmo sendo lembrada e reconhecida, uma marca pode não despertar qualquer interesse no público ou não gerar um diferencial.

Alguns autores gostam de pensar nas marcas como indivíduos, mas prefiro encará-las como organismos vivos, que, por vezes, podem adotar comportamentos e posturas tipicamente humanas, mas que não poderão assumir essa personificação em 100% do tempo. Ainda assim, essas marcas do novo milênio são entidades que precisam "estar vivas", na medida em que o público exigirá isso delas o tempo todo.

O que significa exatamente "estar viva"? Em primeiro lugar, indica que a marca de um serviço em saúde vai além da peça gráfica e do nome. Ela terá mais associações e significados em níveis mais complexos, algo que uma placa jamais possui. Suas associações e significações tendem a uma complexidade maior, justamente por conta do segundo ponto que faz uma marca estar viva: a sua capacidade de dialogar e imprimir sensações no público nos mais variados contextos nas quais ela se faz presente (reveja as dicas 10 e 11). Quanto mais ela dialoga, mais se envolve e, consequentemente, mais se humaniza.

Assim, chegamos ao terceiro ponto que torna uma marca viva: sua personalidade, que deriva diretamente da maneira como ela dialoga com o público e nas prioridades que estabelece em sua tomada de decisão (ou seja, na proposta de valor construída no dia a dia do serviço). Com a ascensão do diálogo como ferramenta de construção de marca, muitas empresas entram nessa ciranda, porém, adotam um comportamento genérico que nem gera qualquer significado, tampouco é capaz de agregar valor para o público.

Uma marca, enquanto organismo vivo, mais do que representar e indicar direções, é capaz de interagir, dialogar, se posicionar, evoluir, se envolver, tomar decisões e até mesmo alterar seus próprios rumos, sempre que julgar necessário. Do resultado de um esforço gráfico e criativo, ela passa a um elemento que engloba em si inúmeras vertentes e que permanece em constante mutação, o que não indica que ela mude radicalmente o tempo todo, mas que ela jamais se encerra em si mesma. Quando olhamos por esse prisma, fica muito mais evidente que a marca não é apenas o que está estampado em um cartão de visita, mas, sim, tudo o que o serviço oferece para quem está a sua volta em termos de comunicação, representação, resultados e estrutura. Essa nova postura é ainda mais importante quando falamos de um mercado onde a publicidade é bastante limitada, como o de saúde.

Não pense na sua marca como um elemento estático e nem que ela se restringe ao ícone elaborado por um designer ou publicitário. A marca é um elemento vivo e etéreo (por isso, talvez soe melhor classificá-la como entidade do que como pessoa), que abrange todo o universo da prestação de serviço, desde os pontos de contato mais distantes até a interação com cada profissional do atendimento. Percebe agora por que ela está viva?

A marca na verdade é um conjunto de relações. Enquanto estrutura, ela permanece viva quando interage nas suas mais diversas frentes, buscando a entrega de valor. Empresas que pararam no tempo ainda entendem marca apenas pelo seu aspecto gráfico e continuarão gastando uma boa quantidade de dinheiro para garantir que seu logo seja exibido no maior número de lugares possíveis, abrangendo o maior volume possível de pessoas, que, na maioria das vezes, sequer saberão o que o seu símbolo significa de verdade.

#ficaadica

Na prática

Procure analisar onde os pacientes interagem mais com a sua marca. Busque visualizar como a sua marca seria se fosse uma pessoa: qual seria a sua personalidade e suas características físicas, psicológicas e socioeconômicas. Esse tipo de exercício criativo pode parecer um pouco inadequado no início, mas gera excelentes *insights* sobre como a empresa deve se posicionar, como deve dialogar com diferentes públicos e como deve se portar em ambientes abertos onde existe muita interação (como redes sociais, por exemplo). Lembre-se que a sua marca está viva!

DICA 19

PENSE NO SEU PACIENTE O TEMPO TODO

Cada negócio tem o seu modelo de trabalho e seus próprios fatores considerados críticos para oferecer qualidade e gerar vantagem competitiva. Talvez um único ponto comum entre todos eles seja o foco no cliente. Se aqueles que compram a oferta ficam mais satisfeitos, eles darão preferência a sua empresa na próxima compra. Em muitos livros de marketing, fala-se em colocar o cliente no centro da estratégia. Isso quer dizer que todas as decisões e estruturas devem ser pensadas a partir de um paradigma inicial: estamos gerando mais valor para o nosso público? Em serviços de saúde, podemos ajustar um pouco a afirmação do marketing para: pense no seu paciente o tempo todo. Quanto mais as ações do dia a dia de um consultório, clínica ou hospital são levados em conta tendo como primeiro parâmetro a geração de valor, mais a marca está se consolidando.

Se entendemos a marca como um elemento etéreo que resume características, benefícios, entregas e valores para o paciente, mantê-lo como foco central de tudo o que é feito no decorrer do serviço, certamente, ajuda a manter sua percepção de qualidade (e superioridade). Da mesma forma que nos perguntamos a respeito dos pacientes, devemos indagar também sobre a marca: o que estamos fazendo agora agrega mais valor a nossa marca? Ajuda a posicioná-la melhor? Ajuda a tangibilizar alguma de suas características principais? Tudo isso está em sintonia com aquilo que o público espera da marca?

Esse olhar crítico é necessário não só para garantir que escolhas equivocadas não sejam feitas, mas também para evitar "bons exageros". Em muitos casos, a empolgação leva os profissionais de Saúde e gestores a tomarem decisões precipitadas no intuito de associar a marca a coisas legais, porém dissonantes da personalidade ou mesmo da proposta de valor. Isso também é um problema: a marca pode não estar fazendo necessariamente algo errado, mas pode estar se perdendo em ações positivas que podem confundir o consumidor.

Colocar o seu paciente em primeiro lugar também é uma maneira simples e objetiva de assegurar bons investimentos para o negócio. Todas as atividades referentes a um negócio geram um impacto financeiro. Dos pequenos gestos aos grandes planejamentos, todos terão algum tipo de custo, que só se revela um bom investimento quando gera o retorno necessário. Aí, tem início um dilema universal: como minimizar o risco de um negócio? Do ponto de vista do marketing, a resposta é muito simples: conhecendo mais e mais de perto o seu consumidor. Quanto maior a proximidade, maiores as chances de a empresa tomar decisões que, de fato, impactam para melhor ou que, pelo menos em tese, garantiriam o retorno do dinheiro investido.

Porém, conhecer o público demanda muita pesquisa e quase sempre só grandes empresas possuem fôlego financeiro para investir nesse tipo de ação. Em serviços de saúde, temos a vantagem de estar muito próximos dos pacientes, muito diferente de qualquer grande corporação. Então, apesar das dificuldades naturais para entender o cliente, a partir de uma observação mais cuidadosa e do próprio diálogo com o público, será possível ter mais precisão em relação as suas preferências. Se esse paciente for sempre o foco da ação (e se entendermos o valor ou o conjunto de valores que ele está disposto a comprar), estaremos muito mais próximos do acerto do que do erro nas decisões que forem tomadas.

Certa vez, em um consultoria para um hospital, surgiu a pergunta sobre patrocínio cultural: ele é uma boa maneira de construir marca? Bom, nesse caso, a referência era o patrocínio a peças de teatro – sugestão da agência que, na época, atendia ao hospital. Fica difícil responder essa pergunta sem entender quem é o paciente do hospital. *A priori*, não existe uma regra que diga categoricamente que uma ação será boa ou ruim para a marca. A pergunta que deve ser feita para nortear a decisão é: essa ação ajuda a consolidar a experiência com a nossa marca, ajuda a solidificar o posicionamento que estamos construindo, ajuda a consolidar os valores promovidos no nosso dia a dia, ajuda a consolidar os relacionamentos gerados com o público? Esse é o ponto.

Pode ser que o patrocínio cultural seja uma excelente maneira de construir marca para uma empresa, mas seja péssima para outra. O mesmo questionamento valerá para toda e qualquer atitude tomada dentro ou fora do ambiente de serviços e que se correlacione à marca. Podemos estar falando de milionárias campanhas, de prospectos impressos para serem distribuídos em sinais de trânsito, em ações nas redes sociais: não importa. Pense no seu paciente. Mais que pensar: pergunte a ele. Quanto mais essa pergunta for feita, mais teremos certeza da resposta. Assim, pode ser que, em alguns contextos, o patrocínio cultural seja uma péssima ideia, enquanto distribuir material gráfico a pedestres em alguma esquina funcione melhor.

Se a ação proposta ajudar a consolidar a percepção de valor, a tangibilizar o posicionamento e a imagem do serviço e a construir reputação e credibilidade, caminharemos na trilha do *branding*, ou seja, agregaremos mais valor à marca. Nas situações em que existirem dúvidas, faça o papel de advogado do diabo: desconfie, questione, critique. Até hoje, com todos os avanços, tanto tecnológicos quanto nas metodologias de trabalho nos campos de marketing e *branding*, ainda não se descobriu uma maneira melhor de pautar a tomada de decisões do que senso crítico e racionalidade.

Por isso, quando se fala no marketing moderno, devemos colocar o cliente no centro dessa estratégia – e a estratégia de *branding* é o reflexo do posicionamento de marketing. A lógica é a mesma. O que muitas vezes acontece na prática é que o paciente é visto como um elemento matemático, numérico e, pela própria natureza das ciências exatas, também estático. Partindo desse princípio, focamos em um único atributo e a gestão do serviço se agarra a ele como se fosse um dogma religioso (aí de quem ousar discordar!). Ou, em situações ainda piores, o cliente é excluído da equação, como se fosse um dado natural e inevitável, consequência direta de uma oferta qualquer. Essa linha de pensamento pode ser traduzida como o famoso: "Abri a minha clínica, agora é só aguardar os pacientes chegarem". Então, todas as decisões são tomadas à revelia do paciente, pois, independentemente do que for feito, ele aparecerá na nossa recepção em busca de ajuda. Mas, acredite: será bem difícil construir uma marca valiosa com esse tipo de pensamento, até porque um serviço que funciona sob tais parâmetros já não deve ter muitos pacientes para atender.

Por fim, busque ajuda de profissionais e mais conhecimento. Se não tiver a quem perguntar, faça essa pergunta a si mesmo e equipe: será que isso gera valor para o paciente? Marca não é uma questão de ego. Muito mais importante é colocar essa marca nos ambientes, canais, plataformas e contextos corretos. Isso é que gera um resultado que dará sustentação a sua marca. Embora muitos no mercado ainda acreditem que a superexposição é a melhor estratégia, pode ter certeza que a exposição nos contextos adequados e da forma correta será capaz de gerar resultados muito mais duradouros: para o seu negócio e para o seu paciente.

#ficaadica

Na prática

Pode parecer clichê, mas não é: seu negócio e sua carreira só existem por conta dos pacientes. Ao contrário do que a filosofia rasteira de boteco costuma enfatizar, uma empresa não existe pelo lucro, mas, sim, para satisfazer uma demanda da sociedade. Um serviço de saúde existe por conta da demanda e não o contrário. O lucro (embora muitas vezes colocado como principal objetivo) é o resultado da demanda bem atendida. Portanto, pense no seu paciente o tempo todo e em suas reais demandas. O aspecto financeiro será uma consequência natural do serviço bem gerenciado e que entrega valor para a sociedade.

DICA 20

O DESAFIO DE CONSTRUÇÃO DE MARCA

O desafio de construção de marca é essencialmente gerencial: não é um desafio ligado à prática de comunicação, embora essa seja uma confusão comum. A marca é o resultado de uma série de percepções construídas na mente do consumidor ao longo do ciclo de atendimento em serviços, o que inclui não apenas os aspectos comunicacionais, mas, como vimos ao longo deste livro, todos os aspectos conectados a esse ambiente. Por isso, não podemos cair no discurso comum de que apenas a comunicação constrói marca ou de que ela seria a única responsável pelos resultados nessa área.

Fazer o planejamento de *branding* está muito mais ligado a um esforço continuado em gestão, que se subdivide em três esferas, muito elementares: a gestão do serviço em si, do paciente e do ambiente. Em cada uma dessas esferas, o que está em jogo é muito mais do que simplesmente um esforço ou estímulos de comunicação, mas, sim, todo o conjunto de percepções que o paciente terá. Quando olhamos apenas pela ótica da comunicação, além de incompleta, essa parece ser uma visão ingênua da realidade dos serviços em saúde, que, por sua própria essência, são supercomplexos, envolvendo de pequenas abstrações sobre tratamentos e a competência dos profissionais, até a psicologia humana e os desdobramentos emocionais das interações com os pacientes e seus familiares.

Os estímulos de comunicação formais seriam muito básicos para dar conta de tamanha complexidade, sendo apenas complementares: como um material gráfico ou uma peça de comunicação publicada pelas redes sociais. Eles ajudam, mas não são suficientes no esforço diuturno de construção de marca. São capazes de estruturar quando muito uma determinada expectativa em relação a um serviço que será prestado e ao atendimento que será dispensado a esse consumidor quando ele entrar no ciclo. Porém, não conseguem dar sustentação a uma marca de valor, justamente porque não são capazes de dar respostas a questões que impactam diretamente o paciente (e que, por isso mesmo, constroem a marca de maneira muito mais sólida).

A confusão maior está na ideia de que o investimento maciço em publicidade ou em outras ferramentas de comunicação construirá uma marca forte. No entanto, se essa ideia é questionável no marketing de produtos, o que dizer do campo dos serviços abstratos, como os relativos à saúde? Portanto, não se trata de anunciar mais, de aparecer em todas as mídias, mas, sim, de gerar a melhor experiência para o paciente.

O que certamente a comunicação pode construir é conhecimento sobre um negócio, fazendo com que o nome da empresa ou de seus profissionais chegue a públicos antes não alcançados. Porém, o real valor de uma marca só pode ser construído a partir de experiências positivas. Embora o *branding* baseado unicamente em comunicação possa torná-lo mais conhecido, ele não terá nenhuma responsabilidade sobre a gestão do serviço como um todo. Se ele não é capaz de criar essa percepção em produtos, quanto mais em serviços, nos quais a entrega em si é fruto de uma interação muito próxima entre o prestador e o cliente – quanto mais em serviços de saúde, dos mais complexos e abstratos que existem.

São os esforços gerenciais que devem estar no centro das atenções: como são desenhadas todas as atividades do ciclo de atendimento, do início ao fim, como elas estão estruturadas e como geram resultados com mais positividade ou mais frustração referente ao atendimento oferecido.

Em relação ao ambiente, devemos pensar em como esse espaço é estruturado para gerar as pistas tangíveis – as evidências físicas de que o serviço tem qualidade e é confiável. Já em relação ao paciente, é preciso pensar em como esse relacionamento é trabalhado dentro e fora do ciclo de atendimento para que o público se sinta acolhido e estimulado. Quanto mais se investe nesse campo, melhores serão os resultados em termos de confiabilidade. Além disso, o público estará muito mais consciente dos fatores positivos oferecidos pelo serviço ao longo de todo o percurso.

Em outras palavras, o desafio de construir marca, proposto nesta obra, sai da visão tradicional e do lugar-comum sobre o tema, que normalmente foca em construir uma bela marca do lado de fora do negócio, mas costuma se esquecer (ou dar menos valor) daquilo que acontece do lado de dentro. A marca que está viva apenas do lado de fora do seu consultório, clínica ou hospital, com certeza tem grande dificuldade de conquistar a lealdade e o engajamento nas etapas mais importantes do processo (e praticamente todas elas acontecem do lado de dentro do seu negócio).

A despeito de tudo o que seja feito e investido em termos de comunicação no ambiente externo ao negócio de saúde, o que garante a percepção da marca é a maneira como tratamos o público dentro da nossa estrutura de atendimento, como são gerenciados dos menores aos mais relevantes aspectos do dia a dia – a limpeza da recepção, a cordialidade das pessoas que atendem presencialmente ou via telefone/redes sociais, a atenção e o cuidado dados ao paciente e o quanto ele se sente dentro de uma plataforma confiável, na qual todas as informações estão claras. É isso que, de fato, constrói a marca. Se conseguir inserir esses fatores nessa "equação gerencial", independentemente dos estímulos de comunicação criados, uma marca de valor está em construção.

Então, qual será o papel da comunicação? Será que ela não tem importância para o processo de *branding*? Certamente, tem muita importância, pois ela será a responsável por gerar as expectativas corretas e por consolidar a promessa da marca, além de promover a proposta de valor para as pessoas certas. Tudo o que ela faz deve ser concretizado quando o paciente entra no ciclo de atendimento. O problema não está em usar as ferramentas de comunicação, mas, sim, em atribuir a elas uma responsabilidade muito maior do que o seu real alcance. Trabalhe a comunicação para que seu serviço seja conhecido por mais pessoas, para que as expectativas em relação a ele sejam corretas e coerentes e para que sua proposta de valor chegue às pessoas corretas. Todo o restante do apelo de marca se consolida ou não durante o ciclo de atendimento (já não é mais uma responsabilidade da comunicação).

Quando fazemos o contrário – quando se tem só a comunicação e apenas os estímulos externos – na verdade, estamos tornando mais eficiente uma verdadeira máquina de construir frustrações na mente do consumidor ou na mente do paciente.

Estamos gerando estímulos que criam uma expectativa e um ponto de vista do consumidor em relação à estrutura de serviço. Na prática, quando esse consumidor está diante da estrutura em si, ele começa a perceber uma série de falhas ou incoerências que o levam a questionar a qualidade do que é oferecido (ou mesmo sua veracidade). É nesse exato momento que a sua marca começa a acumular não experiências e associações positivas, mas *links* negativos que geram arranhões difíceis de sarar em curto prazo. Ou seja, em vez de construir uma marca de valor, está construindo uma reputação ruim e uma identidade negativa em relação ao seu paciente.

Justamente por essa razão, tudo que buscamos enfatizar ao longo dessas dicas vem no sentido de mostrar que o esforço é gerencial – de tornar os processos melhores, mais adequados e capazes de gerar mais valor – e não pode ser substituído por esforços meramente de comunicação. O esforço de comunicação sozinho pode até produzir alguns efeitos, mas não gera o milagre da marca sólida e bem quista entre os consumidores.

O esforço gerencial, por outro lado, é capaz de gerar vantagens competitivas para o seu negócio que a comunicação dos seus concorrentes não conseguirá copiar, justamente porque são processos sustentáveis e não de maquiagem. Essa é a mensagem final nesta última dica: que não se entenda o projeto de *branding* como um esforço cosmético. O processo estratégico de *branding* resulta de um esforço gerencial associado a uma oferta que se coloca cada vez mais interessante ou melhor para o consumidor, gerando mais benefício e valor agregado. Somente a partir daí, teremos uma marca de valor que se diferencia da concorrência e que possui uma proposta única para os seus pacientes. Apenas as marcas que alcançam tal estágio são capazes de gerar credibilidade e real vantagem competitiva.

#ficaadica

Na prática

O processo de *branding* envolve muito planejamento. Então: planeje, planeje e planeje. Não deixe para trás nenhum aspecto que possa ter relação ou impacto sobre a sua marca. Procure analisar todos os detalhes, pois quanto mais rica for essa construção inicial, mais elementos poderão ser trabalhados no futuro. Volte aos rascunhos quantas vezes forem necessárias, até ter certeza de que chegou a uma solução ideal (não necessariamente definitiva). Tenha sempre em mente que o esforço de *branding* tem menos relação com o desenvolvimento de ideias geniais e mais com planejamento estratégico. Portanto: planeje, planeje e planeje!

PARTE III

CONCLUSÃO

A MARCA COMO UM MODELO GERENCIAL E NÃO COMO UM MODELO COMUNICACIONAL

Ao longo deste livro, procuramos mostrar elementos fundamentais para o processo de construção de uma marca em serviços de saúde, mas sempre entendendo a marca por uma perspectiva menos cosmética e mais efetiva, com o objetivo de impactar verdadeiramente a percepção de qualidade dos pacientes. Por essa razão, o foco esteve em aspectos gerenciais e menos nas políticas de comunicação, que normalmente ganham todo o destaque em livros dessa natureza. Isso não significa que a comunicação não tenha importância para o *branding*.

No modelo de construção de marca para serviços, existem aspectos comuns à construção de marca para produtos, na medida em que podemos usar as ferramentas de comunicação e as plataformas de mídia para criar elementos que chamem a atenção, comuniquem as vantagens, as particularidades e o valor adicional que um serviço pode entregar, de maneira análoga ao que seria feito na promoção de um produto. A comunicação em um planejamento de marketing tradicional tem algumas funções básicas, resumidas no chamado modelo AIDA: despertar a atenção (A), gerar interesse (I) e o desejo (D) e chamar para a ação (A) – entende-se por ação fazer a pessoa comprar. Essa função tradicional da comunicação não perde espaço em um modelo de serviço: ela continua tendo essa mesma importância e os mesmos objetivos.

Porém, quando as pessoas dizem que a marca é fruto desses esforços de comunicação, estamos diante de um erro, pois essa é a diferença principal da comunicação aplicada a produtos com a comunicação aplicada a serviços. Por mais que tenhamos esses esforços de comunicação como um aspecto externo para lembrar o consumidor sobre aquilo que é oferecido e posicionar diferenciais em relação à concorrência, o maior impacto em serviços está no ambiente interno da própria empresa. Quando estes são alinhados e congregados ao âmbito interno, fazendo convergir as políticas referentes a pessoas, processos e estrutura do serviço, os resultados serão bem melhores.

Então, falar de um modelo de construção de marca baseado em uma premissa gerencial por si só já é algo novo. Falar de um modelo de construção de marca com uma premissa gerencial para serviços em saúde pode soar ainda mais inovador. Talvez muitos esperassem desta obra várias dicas sobre como criar um logo mais atraente ou como desenvolver mensagens criativas que realmente chamem a atenção dos pacientes. Contudo, com certeza, manter o foco na gestão é o que gera resultados muito mais sustentáveis para o negócio.

Nesse sentido, os esforços de comunicação são muito mais elementos de consolidação de uma percepção que deve ser construída ao longo da prestação de serviço. Tal percepção se dá no próprio ciclo de atendimento, nos momentos da verdade, como vimos ao longo das dicas.

Outro ponto que precisa ficar claro é que a construção de marca em serviços é coletiva. Ela é o resultado da combinação entre pessoas (funcionários e clientes), processos e estrutura do serviço. A comunicação como esforço externo chama atenção e cria conexões para aspectos importantes desse posicionamento e dessa construção coletiva, mas é a sua aplicabilidade interna que fará a diferença.

Pesquisas recentes mostram que, por conta da massificação do discurso publicitário e por um acesso mais forte de empresas de todos os setores ao discurso de comunicação tradicional – principalmente por causa da ascensão das plataformas digitais –, surge também uma crescente incapacidade de as empresas se diferenciarem e, de fato, criarem um diálogo positivo com determinados grupos e com os consumidores. Isso acontece em todos os setores econômicos. Mais um motivo para entender que a marca é resultado muito mais da sua estratégia e da sua aplicação prática, do que simplesmente resultado do que falamos sobre nossas empresas e carreiras.

Em relação aos próprios aspectos técnicos desse modelo gerencial, esta obra tentou oferecer um olhar bastante prático e de aplicabilidade imediata: ações e indagações que podem ser feitas pelo profissional desde já. Em obras futuras, pretendo adentrar mais a fundo em questões teóricas e modelos gerenciais mais complexos. No mais, espero que essas 20 dicas tenham sido relevantes e que ajudem a tomar decisões melhores, embasadas a respeito do que realmente gera valor e constrói uma marca.

Por fim, acredito que um mercado de saúde mais evoluído fica também menos sujeito a ação de aventureiros e torna-se capaz de prosperar a partir de um comprometimento maior com a entrega que é feita ao paciente. De uma maneira geral (não sendo um fenômeno isolado na área médica), pequenas e médias empresas são muito assediadas por todo tipo de iniciativa ligada à comunicação, marketing e áreas correlatas: agências, consultorias e profissionais independentes que, seja por ingenuidade ou desconhecimento, trabalham suas ferramentas de maneira isolada, sem olhar o todo complexo que é um ambiente de prestação de serviço em saúde.

Outros apelam descaradamente para a autoajuda empresarial e acabam vendendo gato por lebre, prometendo resultados incríveis e estratégias muito assertivas, mas que, na prática, não se sustentam; justamente por serem pensadas de forma generalista para que clientes de todos as esferas se sintam "contemplados" por elas.

Como consequência, temos, muitas vezes, um mercado ressentido e com toda a desconfiança do mundo quando se depara com qualquer profissional ou empresa dessa natureza. Com um mercado mais evoluído e com mais conhecimento sobre esses aspectos, os aventureiros e os gurus da autoajuda certamente perdem espaço, pois já não conseguem convencer com suas ferramentas mágicas.

Dessa forma, espero que este livro tenha ajudado a tornar você e o seu negócio mais preparado para os desafios que surgem no horizonte. Olhar com o foco no *branding* abre uma outra percepção sobre tudo o que fazemos. Então, mãos à obra! O momento de iniciar a construção de uma marca é agora. No mais, espero que tenha sido uma leitura agradável. Não deixe de acompanhar minhas postagens em **www.medicalbranding.com.br** e pelo Instagram no perfil **@medicalbranding_br**. Aguardo os seus comentários por lá. Até uma próxima publicação!

BIBLIOGRAFIA

Aaker D & Joachimsthaler E. Como construir marcas líderes. São Paulo: Artmed, 2007.

Albrecht K. Revolução nos serviços. São Paulo: Pioneira, 1992.

Berry L & Parasuraman A. Serviços de marketing: competindo através da qualidade. São Paulo: Maltese-Norma, 1992.

Bitner MJ & Zeithaml VA. Marketing de serviços: a empresa com foco no cliente. Porto Alegre: Bookman, 2008.

Borba VR. Marketing hospitalar: instrumentação, estratégia e casos práticos. Rio de Janeiro: Cultura Médica, 1989.

Borba VR (org.). Estratégia e ação: BSC no contexto das organizações de saúde. Rio de Janeiro: DOC, 2011.

Calder JB & Tybout AM (orgs). Marketing. São Paulo: Saraiva, 2013.

Campos J & Borba VR. Marketing de relacionamento no campo da saúde: o desafio da década. São Paulo: Jotacê, 2003.

Carlzon J. A hora da verdade: moments of truth. Rio de Janeiro: COP, 1989.

Carvalho J & Motta P. Experiências em cenários temáticos de serviços. Revista de Administração de Empresas, abr/jun 2002. 42(2), 54-65.

Fottler M, Ford R, Roberts V & Ford E. Creating a healing environment: the importance of the service setting in the new consumer-oriented healthcare system. Journal of Healthcare Management, 2000. 45(2), 91-106.

Gregório R. Marketing médico: criando valor para o paciente. Rio de Janeiro: DOC, 2009.

Grönroos C. Marketing: gerenciamento e serviços. Rio de Janeiro: Campus, 1993.

Hightower R. Framework for managing the servicescape: a sustainable competitive advantage. Marketing Management Journal, 2003.

Hoffman KD & Bateson JEG. Princípios de marketing de serviços. São Paulo: Cengage Learning, 2008.

Hutton J & Richardson L. Healthscape: the importance of place. Journal of Healthcare Marketing, 1995. 15(1).

Kotler P. Administração de marketing. São Paulo: Pearson, 2000.

Kotler P. Administração de marketing: análise, planejamento, implementação e controle. São Paulo: Atlas, 1998.

Kotler P. Atmospherics as a marketing tool. Journal of Retailing, 1973. 49(4).

Kotler P & Keller K. Administração de marketing. São Paulo: Pearson, 2006.

Las Casas AL. Marketing de serviços. São Paulo: Atlas, 2002.

Lovelock C & Wright L. Serviços, marketing e gestão. São Paulo: Saraiva, 2001.

Lucas L (org). Com credibilidade não se brinca. São Paulo: Summus. 2004.

Reiman J. Propósito. São Paulo: HSM Editora, 2013.

Scarpi MJ (org.). Administração em Saúde. Rio de Janeiro: DOC, 2010.

Sherry Jr. JF (ed.). Servicescape: the concept of place in contemporary markets. Chicago: NTC Business Books, 1998.

Shostack GL. Breaking free through product marketing. The Journal of Marketing, abr 1977. 41(2), 73-80.

Troiano J. As marcas no divã. Rio de Janeiro: Globo, 2009.

Vaz GN. Marketing Institucional, o mercado de ideias e imagens. São Paulo: Pioneira Thomson Learning: 2003.

Tanaka LCT & Kuazaqui E. Marketing e gestão estratégica em serviços de saúde. São Paulo: Cengage Learning, 2008.

Trinta JL. Avaliação de marcas: proposição e verificação da aceitabilidade de um modelo integrativo. São Paulo: Faculdade de Economia, Administração e Contabilidade da USP, 2009.

Yanaze M. Gestão de marketing e comunicação. São Paulo: Saraiva, 2007.

Weinrach J. Environmental psychology: why should we care? Environmental Quality Management, 2000.

* 9 7 8 8 5 8 4 0 0 1 1 7 0 *